Die gute Figur

mit der kohlenhydrat- und säurearmen
Ernährung aus dem Schaub Institut,
Bad Ragaz

Der leichte Weg zum guten Aussehen

Von
Stefan Schaub
kant. appr. Naturheilpraktiker SG und ZG

Sonja Scheuss
Hauswirtschafts- und Kochlehrerin,
Fachfrau für Diätküche nach Schaub

Milly Schaub
staatl. dipl. Physiotherapeutin

	1. Auflage Januar 2006
	2. Auflage Juli 2007
	3. Auflage November 2011
Vertrieb:	Schaub Institut AG
	Postfach 320
	CH-7310 Bad Ragaz
	Tel.: +41 (081) 330 17 00
	Fax: +41 (081) 330 17 02
	www.schaub-institut.ch
Copyright:	© 2006 **Verlag Pro Salute** GmbH
	Kruseckgasse 10
	CH-7304 Maienfeld
Lektorat:	Jacqueline Zbinden, Erika Benedetti
Gestaltung/Satz/Druck:	Gonzen Druck AG, CH-7310 Bad Ragaz
ISBN-Nummer:	978-3-907547-09-0

Inhaltsverzeichnis

Vorwort   1

Übergewicht   5
Die Basis der kohlenhydrat- und säurearmen Ernährung   7
Das Kalorien-Diktat   9
Kalorien, Joule – oder so?   12

Wenig Kohlenhydrate: Der Schlüssel zur Gewichtskorrektur   17
Was sind Kohlenhydrate?   17
Die Ursprüngliche Ernährung des Menschen   18
Abnehmen ohne hungern ist möglich   19
Die Grundlagen der Verdauung   19
Fett macht nicht dick   24
Die Unterzuckerung   26
Wie fangen wir eine akute Unterzuckerung auf?   28
Fazit   29
Zucker, der heimliche Verführer   29
Zuckerarten   31
Die Verträglichkeit pflanzlicher Kohlenhydrate   32
Austauschzucker = zuckerfrei!!!   33
Künstliche Süssstoffe   33
Die Geschmacksgewohnheiten umprogrammieren   34
Eiweisse, die Bausteine des Körpers   35

Figurprobleme – Zellulitis und der Säure-Basen-Haushalt   37
Grundlagen zu Säuren und Basen   38
Der Verlust von Mineralstoffen   39
Das Messen von Säuren und Basen   40
Wo stecken die meisten Mineralstoffräuber?   41
Wie erkennen Sie das Frühstadium der Übersäuerung   41
Fassen wir zusammen   42
Sie können die Entsäuerung des Körpers aktiv unterstützen   43
Die Auswirkungen einer Übersäuerung auf die Figur   44

Schluss mit Blähungen, Völlegefühl und Bauchkrämpfen   47
Ein Beispiel: 50
Grundsätze der Ernährungslehre   54

Der Reizdarm 55
Rohkost kann dem Darm schaden 56
Der unstillbare Hunger 57
Nahrung und Verdauung 59

Widerstreit der Theorien **61**
Abnehmen beginnt im Kopf 61
Das Essverhalten 63

Die Grundregeln der kohlenhydrat- und
säurearmen Ernährung **67**
Empfohlen – beschränkt toleriert – zu meiden 67
Zeitabstände zwischen den Mahlzeiten 70
Flexible Essenszeiten 70
Das Abendessen 70
Die Mahlzeiten im Tagesablauf 71
Mahlzeitengestaltung 71
Nahrungswahl 71
Nahrungsmenge 71
Welche Nahrungsmittel sind bekömmlich? 72
Eiweissspeisen 72
Beilagen: Kartoffeln, Gemüse, Salat 72
Früchte 72
Nicht mehrere Früchte zusammen essen 73
Gemüse – Salat – Obst nicht mischen 73
Pausen zwischen den Mahlzeiten 73
Salz/Gewürze 74
Fett 74
Trinken 74

Die Wahl der Produkte **75**
Milchprodukte 75
Fleisch 75
Fisch 76
Kartoffeln 76
Salat und Gemüse 77
Früchte 77
Fette und Öle 77
Zucker und Getreide 78
Getränke 78

Alkoholkonsum 79
Lebensgenuss und Lebensqualität 79

Der Dreiwochen-Menüplan **81**
Zeichenerklärung 81
Getränke 81
Das Frühstück 81
Das Mittagessen 83
Das Abendessen 86
Desserts 88
Zwischenverpflegung 88

Küchentipps und Rezepte **91**
Anleitung für die Küche 91
Glasnudeln 91
Agar-Agar 91
Würz-Grundlagen 91
Salatsauce 92
Rahmwürzcrème 92
Mayonnaise 92
Rahmschaum 92
Grundbrühe für Suppen und Saucen 93
Gewürze für die Brühe 93
Suppen 93
Saucen 93

Die wichtigsten Fragen zur
Ernährungsumstellung **95**
Weniger Essen – mehr Bewegung? 95
Kann es bei der Kostumstellung zu körperlichen Erscheinungen (frieren, Schwächegefühle, Müdigkeitsanfälle) kommen? 96
Schlafprobleme wegen Unterzuckerung 97
Mein Gewichtsverlust stagniert plötzlich: warum? 98
Bekomme ich genügend Vitalstoffe mit dieser Ernährung? 99
Muss ich Bedenken haben wegen des Cholesterinspiegels? 100
– Es war einmal in Russland 101
– Wo finden wir Cholesterin im Körper? 102
Ich habe Diabetes; kann ich die kohlenhydrat- und säurearme Ernährung trotzdem befolgen? 104
– Ernährung 105

– Medikation	105
– Hypoglykämie	105
– Diabetesprodukte	106
– Juveniler Diabetes	106
– Ich nehme Medikamente. Was muss ich beachten?	106
Ich habe Stuhlgangschwierigkeiten bei der Umstellung. Was kann ich tun?	107
Massnahmen bei Verstopfung	108
Die Anwendung von Bittersalz	108
Die Bauchkompresse	110
Die Anwendung der Kompresse	111
Fehlersuche	111

Speiseplankontrolle 113

Das Speiseplanprotokoll 114

Das Befindensprotokoll 115

Das Gewichts- und Figurprotokoll 116

Untergewicht 117

Anorexie – Magersucht	118
Bulimie – Ess-Brech-Sucht	120
Psychisch bedingtes Untergewicht	120
Untergewicht durch krankhafte Zustände	121
Umstellungsschwierigkeiten bei Untergewicht	121
Beratungen	122

Produkte und Publikationen 126

Vorträge, Kurse, Seminare und Ferienaufenthalte 130

Berufliche Ausbildung und Tätigkeiten der Verfasser 132

Vorwort

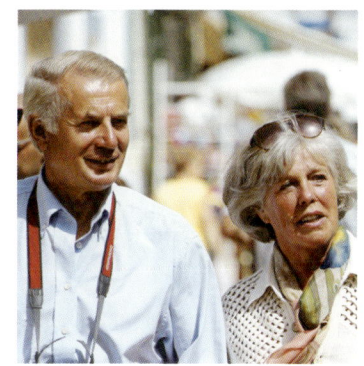

Der Wunsch nach einer guten Figur entspricht dem natürlichen ästhetischen Empfinden eines jeden Menschen. Übergewicht ist auffällig, störend und in psychischer Hinsicht nicht weniger problematisch. Viele bringen nahezu ein Normalgewicht auf die Waage, sind aber mit ihrer Figur trotzdem nicht zufrieden. Damit angesprochen sind die Orangenhaut, sprich Cellulite, die Festigkeit des Bindegewebes sowie die Fettverteilung am Körper. Die Pfunde sitzen einfach am falschen Ort. Bei den Männern setzen sie sich vorwiegend am Bauch, bei den Frauen eher an den Hüften, Schenkeln und Oberarmen fest. Bis zu einem gewissen Grad ist die Körperform genetisch bedingt – wir haben sie als Erbe mitbekommen. Aber wie gesagt, nur bis zu einem gewissen Grad. Die Situation kann nach unserer Erfahrung sehr wohl beeinflusst werden. Sie können etwas dagegen tun, und in diesem Buch erfahren Sie wie.

Das Schaub-Institut beschäftigt sich seit 60 Jahren mit experimenteller Ernährungsforschung. Experimentell heisst, dass die Ernährung und ihre Auswirkungen auf den Organismus immer in der Praxis an Freiwilligen getestet

Eine attraktive und somit gewinnende Erscheinung erhöht die Chancen in Beruf und Gesellschaft.

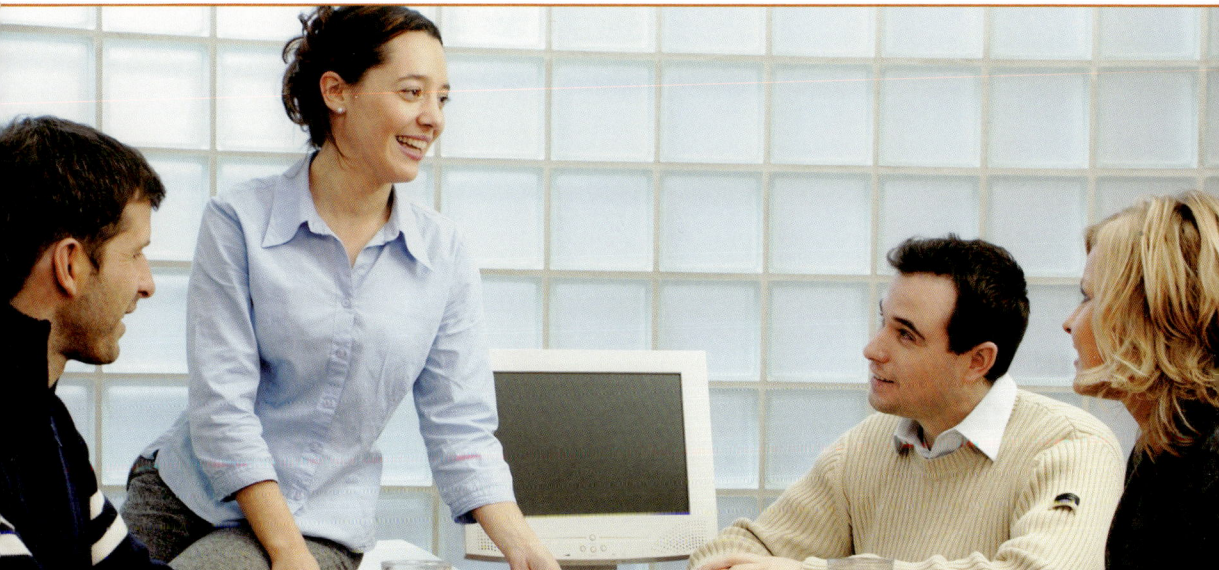

wurde. Eine Ernährungsumstellung muss ein Resultat erbringen, das dauerhaft ist, und der gewünschte Erfolg muss sich innert nützlicher Frist einstellen. Ausserdem müssen die Ernährungsempfehlungen auch anwendbar sein. Was nützen die schönsten Theorien, wenn die Betroffenen sich gesellschaftlich ausgrenzen, um die Empfehlungen einhalten zu können? Die heutige Zeit verlangt nach schnellen Lösungen, die einfach anzuwenden und dem Lebensrhythmus angepasst sind. Wir haben sie.

Im Schaub-Institut sind Dokumentationen über mehr als 200 verschiedene Diätformen zusammengetragen. Jede einzelne wurde eingehend studiert, die Resultate wurden überprüft; vor allem aber wurden sie mit der Biologie des Menschen verglichen. Wir Menschen haben viele Gemeinsamkeiten. Alle müssen wir Luft atmen, Wasser trinken, auf die Toilette gehen, schlafen und vieles mehr. Egal, ob Eskimo, Afrikaner, Asiate oder Europäer – die Abweichungen sind in der Regel minimal. Die Menschheit hat eine gemeinsame Entwicklungsgeschichte, eine gemeinsame Biologie und damit auch eine der Spezies Mensch angepasste Ernährungsweise. Dieser Biologie heisst es Folge zu leisten. Will eine Ernährungsweise zum Erfolg führen, muss sie sich nach dieser Biologie richten. Wir werden im Verlauf dieses Buches auf verschiedene Mechanismen dieser Biologie zu sprechen kommen und erklären, wie sie sich auf Gewicht und Figur auswirken.

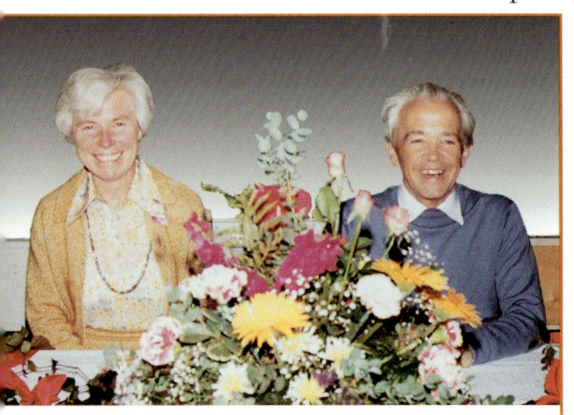

Milly und Paul Schaub entwickelten ursprünglich die kohlenhydrat- und säurearme Ernährung, um rheumakranken Patienten zu helfen.

Die kohlenhydrat- und säurearme Ernährung existiert in dieser Form seit ca. 40 Jahren. Ursprünglich entwickelte das Physiotherapeutenpaar Milly und Paul Schaub diese Kostform mit dem Ziel, Patienten mit gesundheitlichen Problemen zu helfen. Sie stellten als «Nebenwirkung» fest, dass sich das Gewicht bei dieser

Ernährungsform spielend korrigieren lässt. Klientinnen und Klienten gelang es, bis zu 40 kg und mehr abzunehmen, ohne zu hungern. Die unansehnlichen überflüssigen Hautfalten, wie sie vom Magenband her bekannt sind, blieben aus. Als Physiotherapeuten behandelten und massierten sie viele ihrer Patienten und stellten eine markante Straffung des Bindegewebes fest. Es wurde fester im Griff, und die Haut wurde geschmeidiger. Dass die Menschen an Zuversicht und Selbstvertrauen gewannen, liegt auf der Hand. Sie fühlten sich im wahrsten Sinne des Wortes wieder wohl in ihrer Haut.

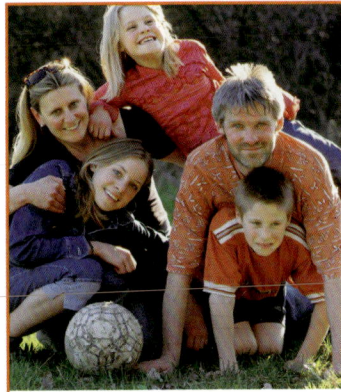

Diese Ernährungsweise eignet sich für die ganze Familie. Insbesondere auch für Kinder und Jugendliche mit Übergewicht.

Die weiteste Verbreitung fand diese Ernährungsform in den Achtzigerjahren. Die Zeitschrift «annabelle» propagierte sie damals als Feinschmeckerdiät. Das dazu veröffentlichte «annabelle»-Kochbuch wurde 20000 Mal verkauft; vom Grundlagenwerk von Milly und Paul Schaub, «Die Fundamente des Gesundbleibens», wurden über 80000 Stück abgesetzt. 2003 erschien die neue, von Stefan Schaub überarbeitete Fassung des Buches unter dem Titel «Ernährung + Verdauung = Gesundheit».
Über 35000 Menschen hatten bis heute Kontakt mit dem Schaub-Institut, und über 4000 haben schon einen Kurs oder Ferienaufenthalt mit der kohlenhydrat- und säurearmen Ernährung gebucht. Das Schaub-Institut kann also auf einen grossen Erfahrungsschatz zurückgreifen, der Ihnen zugute kommt.

Dieses Buch ist eine Zusammenfassung der figurbestimmenden Ernährungselemente und Erkenntnisse aus dem Schaub-Institut. Es ist für Menschen bestimmt, die ein Figurproblem haben und dieses gezielt, effizient und erfolgreich angehen möchten. Einen besonderen Teil haben wir darum jenen gewidmet, die mit dem Gegenteil, nämlich Untergewicht, zu kämpfen haben (siehe Kapitel «Untergewicht»). Im ersten Teil des Buches finden Sie die Erklärungen zum theoretischen Hintergrund. Er gibt die Antwort auf die Frage «Warum?». Im mittleren Teil gehen wir ein auf das «Wie?». Hier erhalten Sie konkrete

Informationen, wie Sie zu Ihrer Wunschfigur kommen. Der Schluss befasst sich mit den am häufigsten gestellten Fragen zu diesem Thema.

Heute ist der erste Tag vom Rest Ihres Lebens. Sie haben es in der Hand, wie es weiter verlaufen wird. Ihnen, liebe Leserin, lieber Leser, wünschen wir viele interessante Erkenntnisse und bei der Umsetzung der Empfehlungen viel Erfolg.

Übergewicht

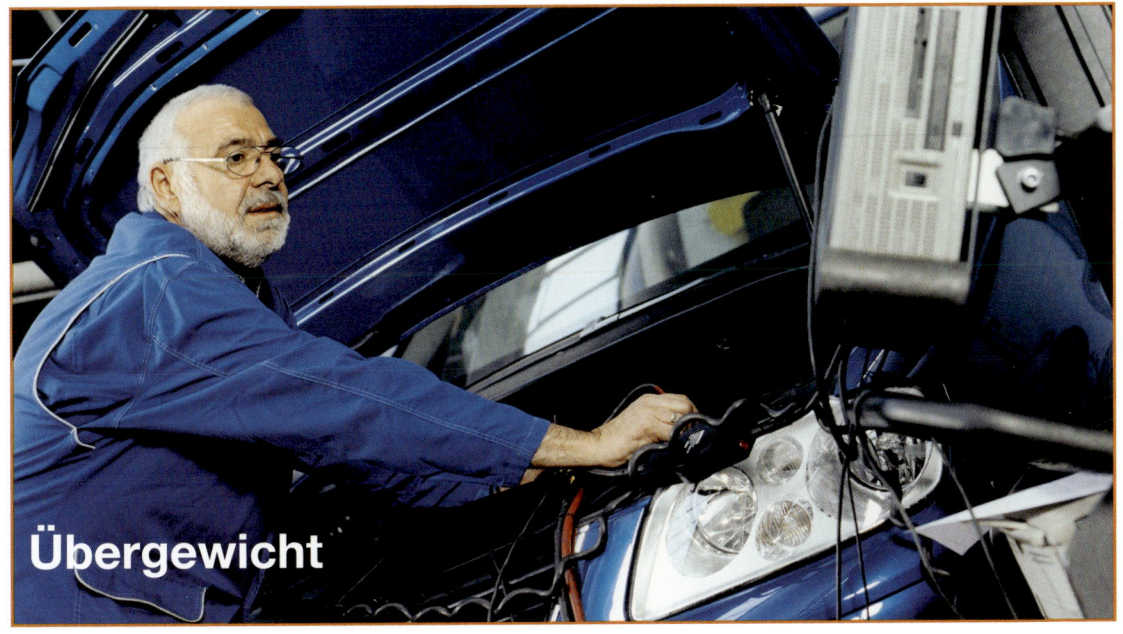

Wer übergewichtig ist leidet. Herz und Kreislauf, Leber, Nieren, der gesamte Stoffwechsel, die Gelenke und die Wirbelsäule werden zunehmend überlastet, und die eingeschränkte Beweglichkeit und Schwerfälligkeit vermindern die Leistungsfähigkeit und Lebensqualität. Nicht weniger belastend sind die psychischen Auswirkungen, das beeinträchtigte Selbstwertgefühl. Gründe genug, alles zu tun, um das Gewicht unter Kontrolle zu bekommen und unter Kontrolle zu halten.

Obwohl nirgendwo auf der Welt so viele Light-Produkte und fettreduzierte Nahrungsmittel verzehrt werden wie in Amerika, sind die Übergewichtigen dort in der Mehrzahl. Seit bald drei Jahrzehnten predigen die tonangebenden Ernährungsfachleute beidseits des Atlantiks, es sei der Fettgehalt, den es der Schlankheit und Gesundheit zuliebe auf unserem Speisezettel zu reduzieren gelte. Und die Botschaft wurde gehört: In den USA ist der Fettanteil im Zeitraum von 1971 bis 2000 von mehr als 36 Prozent auf unter 33 Prozent der verzehrten Gesamtenergiemenge gesunken. Doch die Amerikanerinnen und Amerikaner wurden dabei nicht etwa schlanker, sondern immer voluminöser: Der Prozentsatz der Übergewichtigen und Fettleibigen hat sich seit 1971 mehr als verdoppelt und betrifft mittlerweile rund zwei Drittel der Gesamtbevölkerung. Das heisst, zwei von drei amerikanischen Staatsbürgern sind übergewichtig. In Europa liegt der Anteil zwar noch einiges tiefer, wächst aber rasant. In England ist er innerhalb der letzten zehn Jahre auf das Doppelte gestiegen, und in der Schweiz sind die Zahlen der unten stehenden Tabelle zu entnehmen.

Zunahme der Übergewichtigen in Prozent in der Schweiz (Quelle: Bundesamt für Statistik)

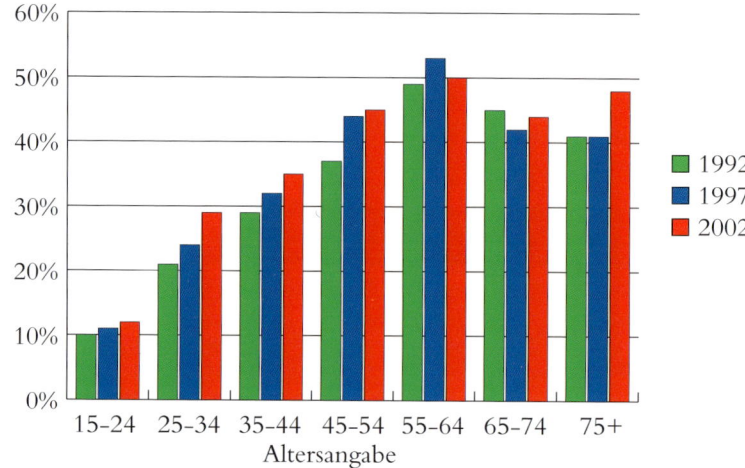

Nicht mangelnder Wille ist für das Versagen der meisten Diäten verantwortlich, sondern untaugliche und falsche Ernährungsratschläge.

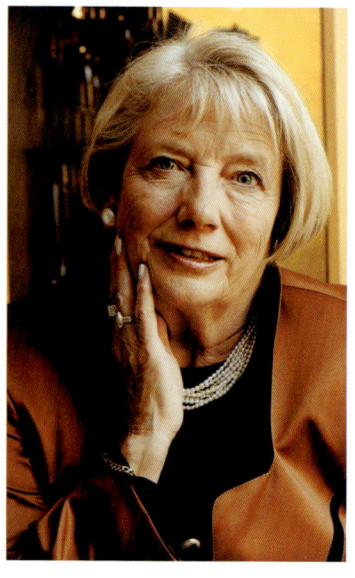

Kürzlich titelte eine Zürcher Tageszeitung: «Jeder dritte Schweizer ist zu dick, und immer mehr sind als Kind zu pummelig.» Die Empfehlungen der Fachleute sind bekannt: Wir essen zu viel, zu fett, zu süss und zu viel Salz. Doch wenn das Rezept so einfach ist, warum gibt es immer mehr Menschen mit zum Teil massivem Übergewicht? Warum haben Abspeckpillen, Fettabsaugen und Magenbanding Hochkonjunktur? Sind so viele Übergewichtige undiszipliniert und willensschwach?

Die Antwort ist ebenso einfach wie ernüchternd: Nein. Alles hat mit unserer Biologie zu tun – und die Ernährungsempfehlungen der Wissenschaftler werden dieser nicht gerecht. So unerwünscht das auch ist, die Fähigkeit, Energie in Form von Fett zu speichern, ist notwendig zum Überleben. Erst seit ca. 100 Jahren gibt es keine Hungersnöte mehr in Europa, und seit gerade mal 30

Jahren verfügt fast jeder Haushalt über einen Kühlschrank. Vorher war es zu keiner Zeit sicher, dass es dreimal am Tag zu essen gab. Noch schwieriger war die Versorgung mit Nahrung über das ganze Jahr hinweg. Noch vor 100 Jahren lagen die Füllezeiten jeweils in den Sommermonaten. Da gab es genügend zu jagen und zu sammeln. Spätestens mit dem Beginn des Winters wurde es schwierig. Wer nicht genügend Reserven entweder angefressen oder eingelagert hatte, für den war es nicht selbstverständlich, den Winter zu überleben. Der so genannte Jo-Jo-Effekt bildete die Grundlage für das Überleben der Spezies Mensch. Als Jo-Jo-Effekt wird folgendes Phänomen bezeichnet: Wenn Menschen eine Schlankheitsdiät machen und die Nahrung reduzieren, nehmen sie wie gewünscht ab. Sobald sie damit aufhören, nehmen sie sehr schnell wieder zu und sind nach der Diät schwerer als zuvor. Abnehmen – zunehmen, wieder abnehmen – noch mehr zunehmen; immer wieder bis zur totalen Verzweiflung. Manche Übergewichtige resignieren, sie essen wieder, was ihnen schmeckt, und werden immer korpulenter. Das muss nicht sein. Der Fehler liegt in den Ernährungskonzepten. Diese sollten der Biologie des Menschen entsprechen. Das wiederum tun leider die wenigsten Diäten.

Die Basis der kohlenhydrat- und säurearmen Ernährung

Milly und Paul Schaub machten sich vor nicht ganz 50 Jahren auf die Suche nach einer gesunden Ernährungsweise, die eben dieser Biologie des Menschen gerecht wird. Dabei stiessen sie auf Erkenntnisse von Forschern, die bis heute kaum Beachtung fanden, jedoch sehr wichtige Informationen für die Erstellung eines Ernährungskonzeptes enthielten. Hier zusammengefasst die wichtigsten Arbeiten:

Dr. med. Franz Xaver Mayr, A-Wien, Verdauungsspezialist, war 30 Jahre lang Kurarzt in Karlsbad. Sein Augenmerk richtete sich hauptsächlich auf die Leistungsfähigkeit des Verdauungsapparates und die Verdaubarkeit der Nahrung. Aufgrund seiner langjährigen Studien und

Beobachtungen entwickelte Dr. Mayr seine Diagnostik der Gesundheit. Diese ermöglicht es, den Gesundheitszustand eines Menschen und die Zuträglichkeit einer Ernährungsweise zu beurteilen, bevor gesundheitliche Störungen auftreten.

Dr. med. Wolfgang Lutz, A-Salzburg, wurde durch eigene Studien und Erfahrungen auf einen Zusammenhang zwischen Kohlenhydraten (Zucker und Getreideprodukte) und Erkrankungstendenzen aufmerksam. Er selbst litt mit 45 Jahren an Arthritis und Hüftarthrose. Er kam zur Erkenntnis, dass konzentrierte Kohlenhydrate, insbesondere Zucker, Süsswaren und Getreideprodukte, für hormonelle Störungen wie Fettsucht, Diabetes, Bluthochdruck, Gicht, Rheuma und viele andere gesundheitliche Probleme verantwortlich sind. Seine Leiden verlor Lutz durch eine kohlenhydratarme Ernährung.

Dr. med. Karl Rumler, A-Gmunden, hat bei Laboruntersuchungen festgestellt, dass nach dem Genuss von Frucht-, Zitrus-, Milch-, Wein-, Essig- oder Oxalsäure über den Urin viel Kalzium ausgeschieden wird. Nach Rumlers Ansicht muss der Organismus die durch die Nahrung zugeführten Säuren mit körpereigenen Mineralstoffen abpuffern. Diese werden aus dem Zellgewebe und den Knochen herausgezogen, was zu einem Mineralstoffmangel führt und dadurch Allergien, Gewebeschwäche und Wasseransammlungen im Körper sowie Knochen-, Gelenk- und Bandscheibenzerfall zur Folge hat.

Prof. Dr. med. J. Yudkin, London, behandelt in seinem Buch «Der Zucker-Report» die Zusammenhänge zwischen Zuckerkonsum und Zivilisationskrankheiten, vor allem Fettsucht, Allergien, Entzündungen und Herz-Kreislauf-Erkrankungen. Seine Meinung: «Hätte irgendeine andere Substanz auch nur annähernd jene schädliche Wirkung wie Zucker, dann wäre sie schon längst verboten worden.» (Der «Zucker-Report» ist leider vergriffen).

Diese Forschungsergebnisse liessen andere Schlussfolgerungen zu, als die Wissenschaft sie heute vertritt. Sie haben uns veranlasst, ein verdauungsfreundliches, kohlenhydrat- und säurearmes Ernährungskonzept zu entwickeln. Zum besseren Verständnis der Sachlage werden nachfolgend nicht nur die bei der kohlenhydrat- und säurearmen Ernährung zu beachtenden Ernährungs- und Verhaltensrichtlinien aufgeführt, sondern auch mögliche Erklärungen. Eine ausführliche Zusammenfassung und wissenschaftliche Auseinandersetzung mit den Erkenntnissen der oben aufgeführten Forscher finden Sie im Buch «Ernährung + Verdauung = Gesundheit», welches ebenfalls im Verlag Pro Salute erschienen ist.

Das Kalorien-Diktat

In der heutigen Ernährungsberatung zeigt sich uns ein Bild, in dem die Zahlen die Vorherrschaft haben. Unser Körper wird als komplexe Maschine betrachtet, die zum Funktionieren Eiweisse, Fette und Kohlenhydrate benötigt. Diese Nährstoffe nehmen wir über die Nahrung zu uns. Sie werden vom Organismus verstoffwechselt (umgebaut) und als Bausubstanzen und Energielieferanten verwendet. Unter Energielieferanten verstehen wir die Stoffe, die in Bewegung und/oder in Wärme umgewandelt werden können. Zusätzlich benötigt er Vitamine, Mineralstoffe (Kalzium, Magnesium, Phosphor, Eisen, Kupfer usw.) und Spurenelemente. Das ist auch schon alles. Unter dem Blickwinkel des Gewichtsproblems gilt Folgendes:

Damit der Körper schlank bleibt, sollte die Nahrungsaufnahme kalorienbilanziert sein. So lautet die Devise. Gemäss Nährwerttabellen benötigt ein 70 kg schwerer Mann bei leichter körperlicher Arbeit normalerweise 2400 Kalorien pro Tag. Will dieser 70 kg schwere Mann abnehmen, dann muss er nur weniger als die 2400 Kalorien essen, und schon schmelzen die Pfunde. Mit dem

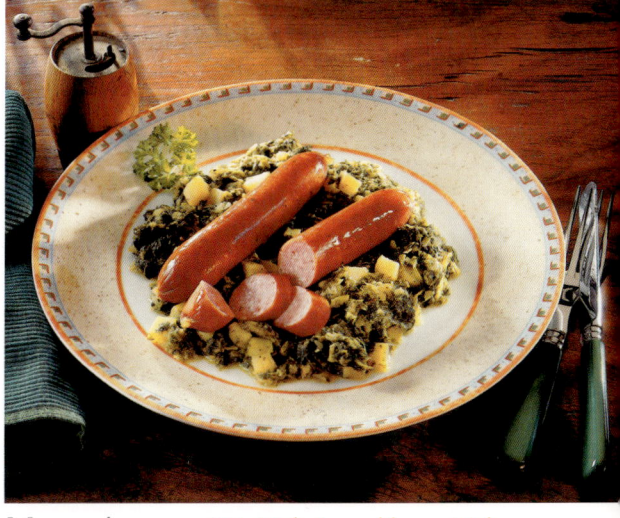

Die Kalorienzahl von Nahrungsmitteln mit Hilfe von Tabellen zu ermitteln, funktioniert so nicht. Die Tabellen sind ungenau. Zudem ist dies ein untaugliches Mittel, um das Gewicht zu reduzieren.

Erreichen der 1600sten Kalorie ist Schluss mit dem Essen. Egal, ob er noch Hunger hat oder nicht. Man versucht also, die Nahrungsaufnahme zu beschränken. Die Gretchenfrage aber lautet: Geht die Kalorienzählerei auch auf? Nützt sie überhaupt etwas für die Gewichtskontrolle? Ist sie ein Mittel, um abzunehmen, und, vor allem, dann auch schlank zu bleiben?

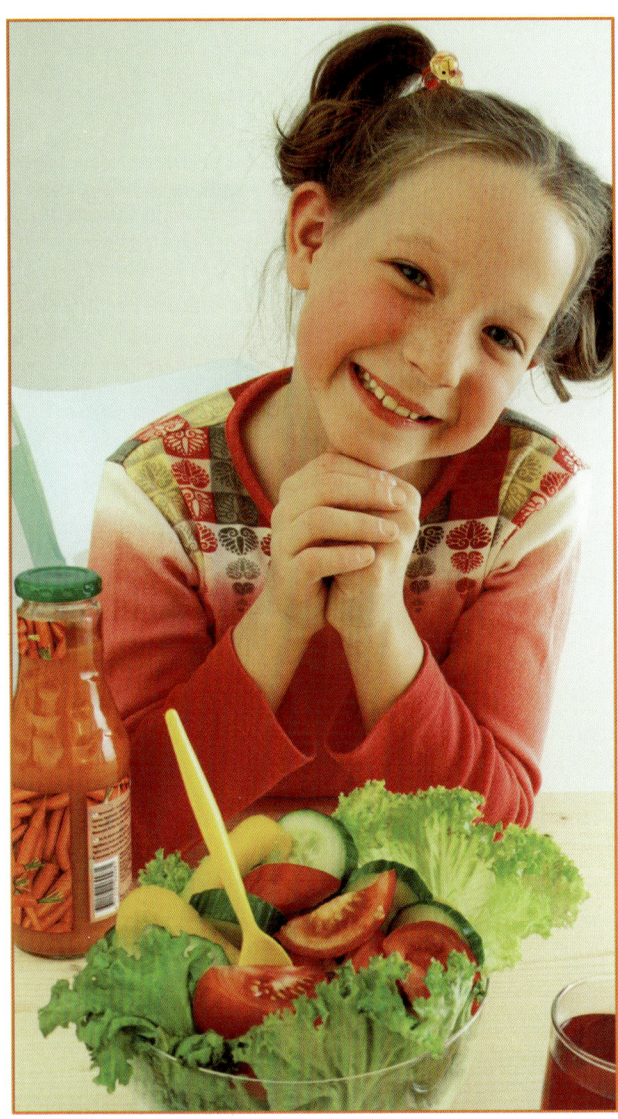

Der Kaloriengehalt der Nahrungsmittel ändert sich täglich, je nach Produktionsart und -methode.

Wer rechnen will, braucht Zahlen. Es gibt zwei Wege, den Nährwert eines Nahrungsmittels zu berechnen. Entweder man nimmt eine Tabelle und berechnet über das Gewicht des Lebensmittels den Kaloriengehalt. Oder man misst ihn im Labor nach. An der Wiener Universitätsklinik liess man Ernährungsberater den Nährwert der Verpflegung für übergewichtige Jugendliche mit Hilfe von Nährwerttabellen genau berechnen. Als Gegenprobe wurde das berechnete Ergebnis im Labor nachgemessen. Das Resultat war ernüchternd. Der mit Hilfe der Nährwerttabellen errechnete Kaloriengehalt der Mahlzeiten lag um ein Drittel höher als der, den die Chemiker tatsächlich feststellten. Die Abweichungen betrugen bei den Kohlenhydraten 44%, bei den Eiweissen 50% und bei den Fetten 60%. Die Schlussfolgerung der Wissenschaftler: Die Berechnung mit Hilfe von Nährwerttabellen ist aufgrund der grossen Fehlermöglichkeiten für die Beurteilung der tatsächlichen Nährstoffzufuhr nicht geeignet. Sollten Sie Ihr Schnitzel also auf die Waage legen, um seinen Kaloriengehalt zu bestimmen, dann können Sie aufgrund des Gewichtes nur einen Schätzwert errechnen.

Das erstaunt eigentlich nicht. Unsere Lebensmittel stammen aus der ganzen Welt. Es ist nahe liegend, dass sie unterschiedliche Nährstoffgehalte haben, abhängig davon, wie sie angebaut, in welchem Reifezustand sie geerntet und bei welchen Temperaturen sie transportiert und gelagert werden. Es kann nicht sein, dass alle Produkte gleich viele Kalorien, Vitamine und Spurenelemente enthalten, egal, ob sie aus sterilen Gewächshäusern kommen, aus Bioproduktion stammen, ob sie frisch oder halb verwelkt sind. In den Nährwerttabellen sind alle Birnen mit denselben Werten aufgeführt. Doch die den Vitamin-C-Gehalt betreffenden Werte können, bei Äpfeln zum Beispiel um den Faktor 10, schwanken.

Durch die unterschiedlichen Produktionsmethoden haben sich im Lauf der Zeit auch die Nahrungsmittel und ihr Nährwertgehalt verändert. Einflüsse wie Witterung, Bodenbeschaffenheit, Schädlingsbefall, Klima, Erntezeitpunkt, Düngung usw. ändern ständig. 1978 hatten 100 g Roggenvollkornbrot 240 kcal., 12 Jahre später waren es plötzlich nur noch 80% davon, nämlich 194 kcal. Die Nährwerttabellen gaukeln uns eine Genauigkeit vor, die es in der Natur nicht gibt. Zudem werden die Analysemethoden immer besser. Was heute genau ist, kann morgen schon ungenau sein.

Manchmal verändern sich Nahrungsmittel auch wirklich. So gelang es Züchtern, den Fettgehalt von Schweinefleisch drastisch zu reduzieren. Für den Schweinebauch, das fetteste Stück, finden wir in den Nährwerttabellen einen Fettanteil von 30 bis 40%. Eine Nachmessung durch die Bundesforschungsanstalt für Fleischforschung in Deutschland in neuerer Zeit ergab noch einen Fettanteil von 20%. Auch Rinder und Geflügel werden fettärmer gezüchtet. Damit sind die herkömmlichen Nährwerttabellen schlicht nutzlos und irreführend.

Wenn wir jetzt noch der Frage nachgehen, wie viele Kalorien der Mensch wirklich braucht, ist die Antwort ebenfalls ziemlich ernüchternd: Man weiss es nicht ge-

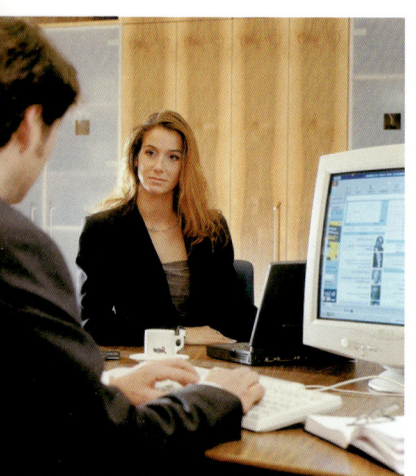

Unser Körper läuft nicht wie eine Maschine, deren Energiebedarf mit einem Computer errechnet werden kann. Je nach Tätigkeit, Tagesform, Sport, Klima und zum Beispiel beim Monatszyklus der Frau ändert sich der Energiebedarf täglich.

nau. Die meisten Daten zu diesem Thema stammen aus der ersten Hälfte des letzten Jahrhunderts. Amerikanische Forscher haben später nochmals versucht, Zahlenmaterial zu erhalten. Sie untersuchten Männer wie Frauen und fanden heraus, dass der Energiebedarf sehr grosse individuelle Schwankungen aufweist. Selbst bei gleich schweren Menschen waren die Unterschiede so frappant, dass die bis vor kurzem angenommenen Werte sich als pure Spekulation entpuppten. Der Energieumsatz ohne körperliche Leistung schwankte unabhängig vom Alter zwischen 1200 und 2200 kcal. Fazit: Der genaue individuelle Kalorienbedarf ist unbekannt.

Kalorien, Joule oder so?
Es ist spannend zu beobachten, wie die Nährwertzufuhr heute berechnet wird. Wenn wir in unseren Kursen eine Umfrage bei den Teilnehmerinnen und Teilnehmern machen, dann zeigt sich, dass jede Frau und die meisten Männer die Begriffe Kalorien und Joule kennen. Es sind geläufige und häufig verwendete Ausdrücke. Wenn wir jedoch danach fragen, was sich dahinter verbirgt, dann bilden diejenigen, die das wissen, in der Regel eine Minderheit.

Hier ist die Antwort. Eine Kalorie ist die Menge Energie, die benötigt wird, um einen Liter Wasser von 14,5 auf 15,5 Grad Celsius zu erwärmen, also ein physikalischer Wert. Ein Joule wiederum ist die Menge Energie, die es braucht, um einen Gegenstand von 102 Gramm einen Meter hoch zu heben. Noch spannender wird's, wenn wir die Methode anschauen, mit der der so genannte physiologische Brennwert eines Nahrungsmittels ermittelt wird. Darunter versteht man die Energie, die dem Körper durch ein Nahrungsmittel zur Verfügung gestellt wird. Zur Berechnung dient ein Bombenkalorimeter. In diesem Metallgefäss mit dicken Wänden werden Lebensmittel unter hohem Druck mit einem glühenden Draht entzündet und verbrannt. Wie bei jeder Verbrennung wird dabei Energie in Form von Wärme frei. Diese Wärmeenergie lässt sich exakt bestimmen, indem der Temperaturanstieg des Wassers gemessen wird, in dem der Behälter steht. Die Menge der Energie, die den Draht zum Glühen brachte, wird davon abgezogen.

Unser Darm wird also mit einem Metallzylinder mit Glühdraht verglichen. Was das letztlich für die gesunde Ernährung des Menschen bringen mag, ist in diesem Zusammenhang fraglich. Schliesslich ist unser Körper kein Ölofen, in dem ein Feuerchen brennt, das der Warmwasseraufbereitung dient. All diese Kalorien- und Jouleangaben sind deshalb mit grosser Vorsicht zu geniessen. Wir halten sie als Grundlage für die Berechnung des Energiebedarfs des Menschen für ziemlich ungeeignet. Wie aber konnte die Menschheit ohne diese Tabellen denn bis heute überhaupt überleben? Ganz einfach mit einem Gefühl: dem Hungergefühl. Es tritt auf, wenn der Körper Nahrung braucht bzw. der Blutzuckerspiegel absinkt. Die Evolution musste Rückkoppelungssysteme entwickeln,

Unser Körper musste, lange bevor die Menschheit das Feuer entdeckte (das geschah vor ca. 1,5 Mio. Jahren), die unterschiedliche Verfügbarkeit von Nahrung erfolgreich managen.

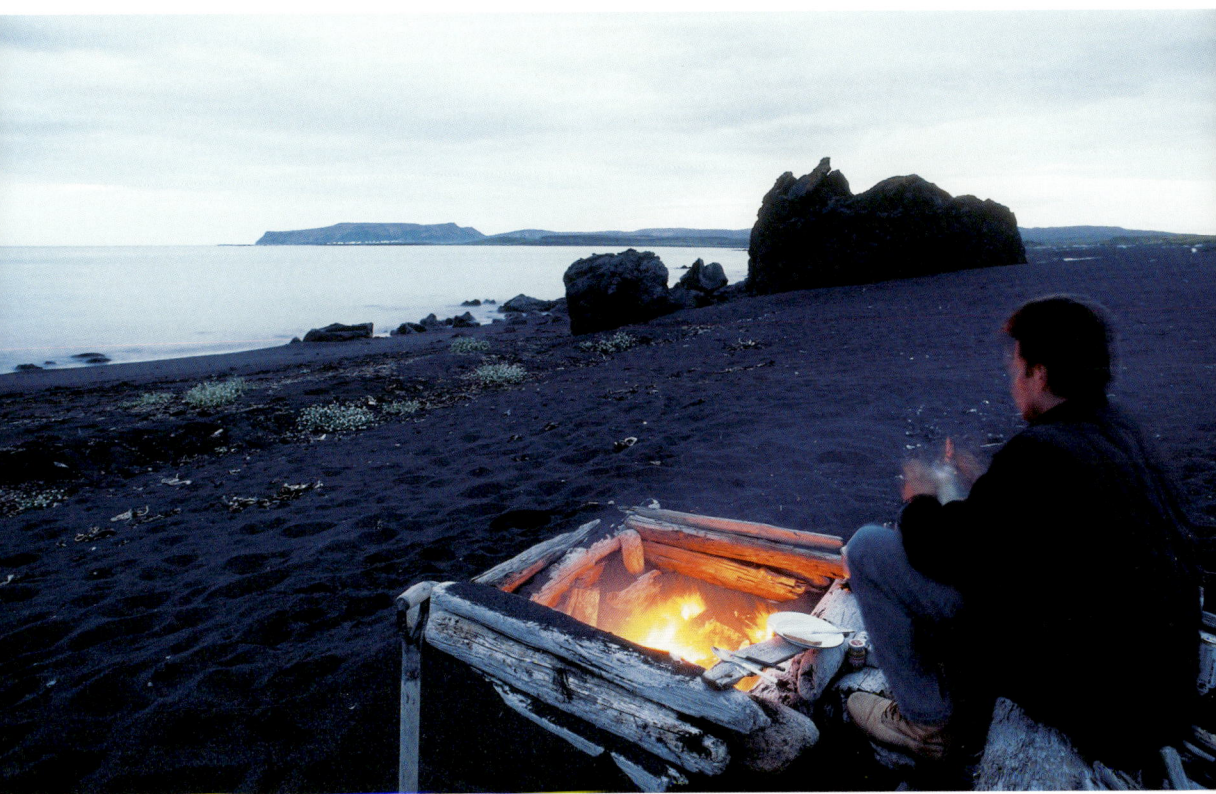

die das Überleben unter allen Umständen sichern. Würden sie nicht funktionieren, gäbe es die Menschheit längst nicht mehr. Aufgabe solcher Systeme ist, die Aufnahme der Nahrung sowie ihre Speicherung und Freigabe zu regulieren. Diese Mechanismen sind uralt und arbeiten sehr zuverlässig, gerade weil sie sich unserem bewussten Willen entziehen. Ein gesunder Appetit steuert, wann und wie viel wir essen. Wenn wir diesen Mechanismus verstehen, können wir auch dafür sorgen, dass der Körper keinen Hunger leidet und der Blutzuckerspiegel stabil bleibt. Wie das geht, ist im Kapitel über die Kohlenhydrate beschrieben.

Wir müssen zur Kenntnis nehmen, dass der Mensch keine Maschine ist, die gleichförmig wie ein Auto läuft. Nein, der Organismus des Menschen ist überaus komplex und dynamisch, seit Tausenden von Jahren darauf trainiert zu überleben. Wird die Nahrungsaufnahme reduziert, dann reagiert der Körper darauf wie er es vor 1000, 10000 oder 100000 Jahren getan hat. Für den Organismus herrscht eine Hungersnot, und er weiss nicht, wann es wieder etwas zu essen gibt. Er bekommt nicht mit, dass im Laden nebenan die Regale voll sind mit allerlei Leckereien und unsere Vorrats- und Kühlschränke fast überquellen. Für unseren Körper sind magere Zeiten. Er macht das einzig Richtige und fängt an zu sparen, und zwar wo immer er kann.

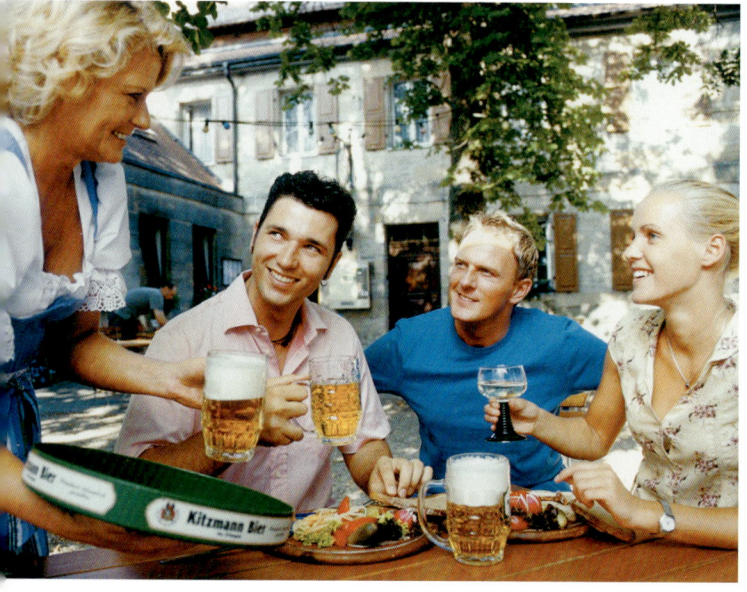

Erst seit vergleichsweise kurzer Zeit stehen nahezu alle erdenklichen Nahrungsmittel das ganze Jahr zur Verfügung.

Er veranlasst, dass Sie sich weniger bewegen – Sie werden müde. Er reduziert die Körpertemperatur – Sie frieren. Er drosselt den Hauptenergieverbraucher, das Gehirn – das Denken fällt Ihnen schwerer, Sie sind unkonzentriert, übellaunig und depressiv, denn zwanzig Prozent der Nahrungsenergie werden für die Hirnleistung benötigt. Haben Sie solche Symptome festgestellt, während Sie eine Schlankheitsdiät gemacht haben? Dann dürfen Sie sich gratulieren, Ihr Organismus reagiert optimal. Er tut genau das, was er muss, nämlich fürs Überleben sorgen. Sollten Sie nach einer Diät noch mehr zugenommen haben, dann hat der Körper wiederum das einzig Richtige getan: Vorräte angelegt. Und sollten Sie sich während der Schlankheitsdiät krank gefühlt haben, dann war Ihre Empfindung ebenfalls richtig, Sie waren schlicht mangelernährt.

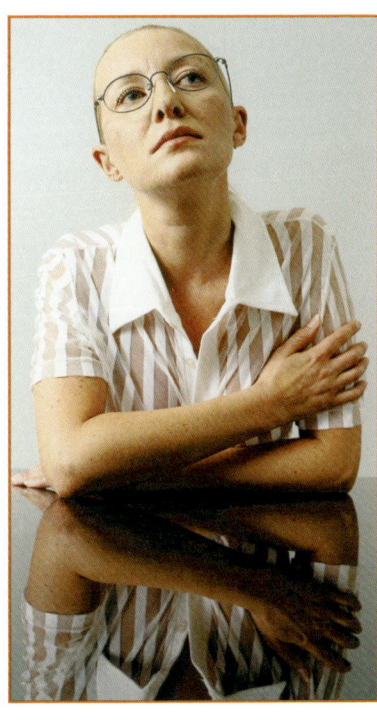

Wer hungert, ist nicht leistungsfähig und fühlt sich schlecht.

Der hungernde Organismus spart und wir kämpfen gegen unsere Biologie an, wenn wir versuchen, mit Hungern abzunehmen. Der beschriebene Mechanismus hat uns Jahrtausende überleben lassen. Wer bleibt wohl der Sieger: unser Kopf oder unser Körper? Sollten Sie also je konsequent eine Hungerkur gemacht haben, dann haben Sie Ihren Körper darauf trainiert, für magere Zeiten Vorräte anzulegen.

Aus all diesen Gründen werden Sie in der Anleitung zur kohlenhydrat- und säurearmen Ernährung selten Mengenangaben finden. Der Volksmund sagt treffend: «Die Kost des Schmieds zerreisst den Schneider.» Sie sollen wieder spüren lernen, wie viel Nahrung Sie brauchen und wann Sie genug gegessen haben. Dann erübrigt sich das Kalorienzählen.
Obwohl das System der Kalorienbeschränkung bei vielen Menschen nicht funktioniert, hält die Ernährungswissenschaft daran fest. Entrahmte Milch, Light-Joghurt, Halbfettkäse, Magerquark, mageres Fleisch und fettredu-

zierte Margarine sind angesagt. Butter streicht man hauchdünn aufs Brot, und Schlagrahm isst man – wenn überhaupt – mit schlechtem Gewissen. Nicht eingeschränkt wird der Konsum von Obst, Gemüse, Salat und Vollkornprodukten. Diese werden als «light» betrachtet, weil sie fettfrei sind. Aber führt eine solche Ernährung zum gewünschten Dauererfolg? Mitnichten, denn mit kalorienarmen Nahrungsmitteln wird man voll, aber nicht satt, und kämpft ständig mit einem diffusen Essbedürfnis.

Wenig Kohlenhydrate: der Schlüssel zur Gewichtskorrektur

Was sind Kohlenhydrate?
Kohlenhydrate sind neben Fetten und Eiweissen Hauptnährstoffe. Sie sind hochwertige Energielieferanten, die im Körper einer raschen, hormonell gesteuerten Verwertung unterliegen. Kohlenhydrate (Saccharide bzw. Zuckerarten) werden vornehmlich in Pflanzen hergestellt. Diese Kohlenhydrate nehmen wir mit der Nahrung auf und verwenden sie vor allem zur Energiegewinnung. Nach ihrem chemischen Aufbau bzw. ihrer Komplexität unterteilt man die Kohlenhydrate in Einfachzucker, Doppelzucker und Vielfachzucker.

Kohlenhydrate stehen uns in verschiedenen Formen zur Verfügung. Hoch konzentriert sind sie im normalen weissen Zucker enthalten, wobei zwischen weissem und braunem Zucker und Bienenhonig betreffend Kohlenhydratgehalt kein Unterschied besteht. Daneben gibt es noch andere Zuckerarten wie Trauben-, Frucht-, Milch- und Malzzucker. Alle Zucker werden vom Organismus sehr schnell aufgenommen und in Energie umgesetzt. Ebenfalls einen hohen Anteil an Kohlenhydraten weisen Zerealien (Getreide) auf. Danach folgen mit teilweise noch beachtlichem Kohlenhydratgehalt Dörrfrüchte, Hülsenfrüchte, Kartoffeln, Früchte und Fruchtsäfte. Geringe Mengen Kohlenhydrate sind im Rahm und in manchen Käsesorten, nur Spuren davon in Butter, Eiern und Fleischwaren enthalten. Alle Kohlenhydrate haben eines gemeinsam: Ganz egal, welchen Ursprungs sie sind, sie werden alle bis zum einfachen Zucker abgebaut. Das heisst, es macht für den Organismus keinen Unterschied, ob sie aus Reis, Mais, Hirse, Weizen, Dinkel, Hafer, Honig, Zucker, Früchten oder sonst wo stammen. Sie werden alle bis zur einfachen Glukose (Zucker) abgebaut. Aus diesem Grund machen wir auch keinen Unterschied bei der Beurteilung für die Zuträglichkeit.

Die ursprüngliche Ernährung des Menschen

Die wichtigsten Forschungsergebnisse zum Thema Kohlenhydrate, die Milly und Paul Schaub überzeugten, stammen vom österreichischen Arzt Dr. Lutz. Er hat während Jahrzehnten umfangreiche Studien zu unterschiedlichsten gesundheitlichen Problemen gemacht und diese in seinem Buch «Leben ohne Brot» zusammengefasst. Seine Erkenntnisse sind folgende: Erst seit kurz nach der Jungsteinzeit vor ca. 7000 Jahren sind grössere Mengen Kohlenhydrate in der menschlichen Nahrung enthalten, also seit der Mensch sie ackerbaulich anpflanzt. Vorher ernährte sich der Mensch als Jäger und Sammler mehrheitlich von Fleisch und etwas Früchten. Die Umstellung einer Spezies auf eine neue Ernährungsweise dauert jedoch wesentlich länger als 7000 Jahre. Vergleichende Untersuchungen an Skeletten verschiedener Völker ergaben, dass da, wo Getreide konsumiert wurde und wird, degenerative Erkrankungen am Bewegungsapparat auftreten. Bei Völkern hingegen, die Getreide nicht kennen und die sich mehrheitlich von Fleisch und Fisch ernähren, sind diese völlig unbekannt. Als ersten Anhaltspunkt dienten die Beobachtungen von Dr. Vilhjalmur Stefansson, Arzt und Anthropologe. Dieser lebte zwischen 1904 und 1918 zehn Winter und sieben Sommer lang bei den kanadischen Nanuks (Eskimos). Zu einer Zeit also, als die Nanuks noch nicht mit den Segnungen der zivilisierten Ernährungsgewohnheiten in Berührung gekommen waren. Er stellte fest, dass die Nanuks, abgesehen von wenigen Beeren, die sie in Tran konservierten, und etwas Moos aus den Mägen ihrer Jagdbeute, nur tierische Nahrung zu

Die letzte Eiszeit endete erst vor 12000 Jahren. Vorher ernährte sich der Mensch nahezu ausschliesslich von Fleisch. Nanuks (Eskimos) ernähren sich noch heute so.

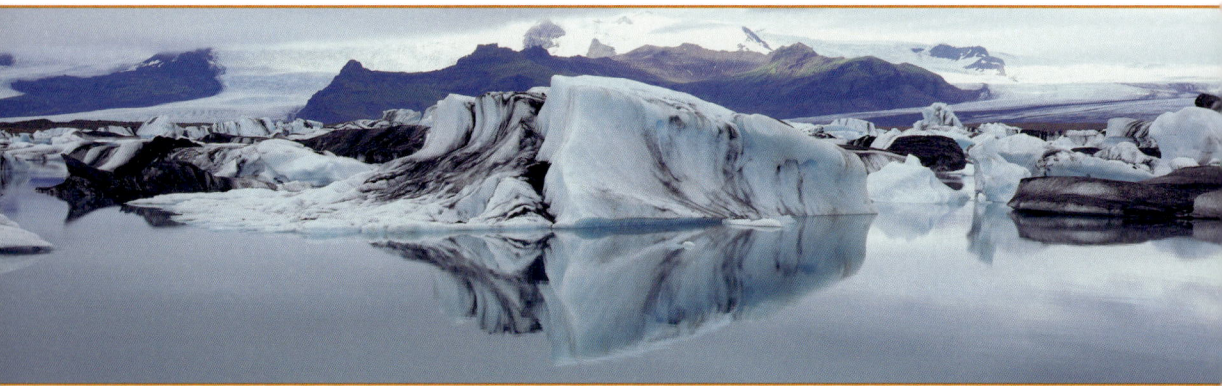

sich nahmen. Keine der gravierenden Krankheiten der zivilisierten Menschen war bei ihnen zu finden. Es gab keinen Bluthochdruck, keine Herzinfarkte oder Schlaganfälle, keinen Krebs und, was Stefansson besonders auffiel, keine fettleibigen Menschen, obwohl die Nanuks sich keinerlei Beschränkungen im Essen auferlegten.

Abnehmen ohne Hungern ist möglich
Spannend ist der Mechanismus, der dahinter steckt. Grundsätzlich setzen sich unsere Nährstoffe aus Kohlenhydraten, Eiweissen und Fetten zusammen. Sie alle enthalten eine gewisse Menge Energie, die sie unserem Organismus zur Verfügung stellen. In der Ernährungswissenschaft werden alle Nährstoffe in Kilojoul bewertet: 1g Fett liefert 38,9kJ, 1g Eiweiss bzw. Kohlenhydrate 17,2kJ. Darauf basiert die Empfehlung, wenig Fett zu essen, denn Fett hat die höchste energetische Dichte, nämlich rund das Doppelte von Eiweissen und Kohlenhydraten. Nahrungsfett gleich Körperfett: so einfach scheint die Gleichung. Doch macht da die Natur der Ernährungsberatung einen Strich durch die Rechnung, die Gleichung funktioniert so nicht! Des Rätsels Lösung ist in der Verdauungszeit und dem Blutzuckerverlauf zu finden.

Die Grundlagen der Verdauung
Es ist wichtig, dass Sie die Prozesse im Körper nachvollziehen können. Vielleicht lesen Sie diesen Abschnitt darum mehr als einmal durch.
Die drei Grundnährstoffe Eiweisse, Fette und Kohlenhydrate durchlaufen unterschiedliche chemische Verdauungsprozesse in unserem Körper. Sie werden im Verdauungsapparat in ihre Kleinstbestandteile zerlegt und gelangen von dort in die Blutbahn. Aus dem Blut kann der Organismus nur die Kohlenhydrate direkt zur Energiegewinnung nutzen. Sie werden im Darm bis zum einfachen Zucker abgebaut. Dann gelangen sie in die Blutbahn und bewirken ein Ansteigen des Blutzuckerspiegels. Eiweisse und Fette nehmen einen anderen Weg. Sie müssen vom Verdauungsapparat erst in die Blutbahn und dann in die Körperzelle gelangen. Dort werden sie

«verzuckert», um dann wieder in die Blutbahn zurückgegeben zu werden.

Der Zucker (Glukose) aus Kohlenhydraten wird für fast alle Körperfunktionen wie Wärmeproduktion und körperliche sowie geistige Aktivitäten verbraucht. Auch das Gehirn funktioniert nicht ohne Glukose. In Anbetracht des umfangreichen Wirkungsbereiches könnte man meinen, dafür wären erhebliche Mengen dieser Glukose erforderlich. Dem ist aber nicht so: Der Körper funktioniert mit 20g Zucker (5 Würfelzucker) 24 Stunden lang problemlos. Die freie Zuckermenge in der Blutbahn beträgt gerade mal 6g. Das sind 1½ Würfelzucker auf unsere 4 – 5 Liter Blut, eine verschwindend geringe Menge also. Das Hormon, das den Blutzuckerspiegel reguliert, heisst Insulin. Es wird in einem speziellen Teil der Bauchspeicheldrüse produziert und macht die Zellwände für Zucker durchlässig. Durch Insulin gelangt der Zucker in die Zelle und steht ihr als Energielieferant zur Verfügung. Liegt nun der Zuckergehalt über dem Bedarf der Zellen, wird der Überschuss gespeichert. Dies geschieht zuerst in der Leber. Sind die Speicher in der Leber voll, wird die überschüssige Energie in Fett umgewandelt und als ungeliebtes Pölsterchen abgelagert. Fett ist die Speicherform des Körpers für überschüssige Energie.

Blutzuckerspiegel nach einer Kohlenhydrat- (rot) und einer Eiweiss-Mahlzeit (blau).

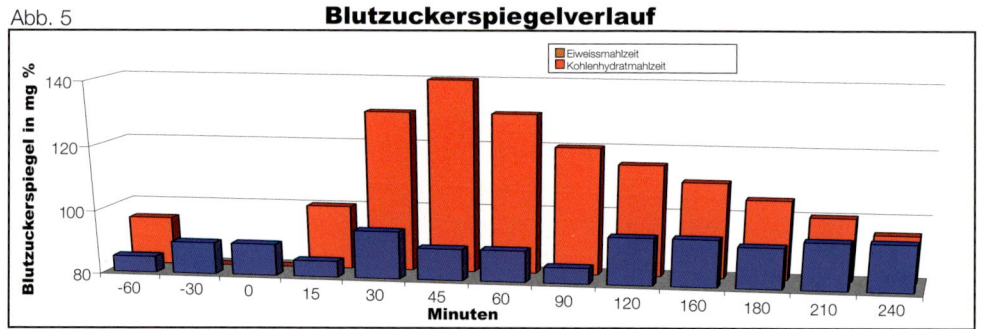

In unserem Verdauungsapparat werden die Kohlenhydrate von allen Nahrungsmitteln am schnellsten bis zum einfachen Zucker gespalten. Dieser gelangt umgehend in die Blutbahn. Ein Beispiel: Wenn wir 800 Kalorien in Form von Kuchen zu uns nehmen, beträgt die Verdauungszeit ca. 2 Stunden. Wie die nachstehende Grafik zeigt, gelangen diese Kalorien direkt in die Blutbahn, und es kommt zu einem dramatischen und vor allem überhöhten Anstieg des Blutzuckerspiegels. Eine kleine Flasche Süssgetränk von 33 cl enthält 7 Würfelzucker. Also mehr, als wir in 24 Stunden benötigen.

Wenn wir im Vergleich dazu die 800 kcal in Form von Hühnchenfleisch zu uns nehmen, dann dauert der Verdauungsprozess mit ca. 6 Stunden drei mal so lang. Damit dieses Eiweiss dem Körper als Energie zur Verfügung steht, muss es zuerst in Zucker umgewandelt werden. Die Eiweisse wie auch die Fette werden über den Darm aufgenommen, zu den Körperzellen transportiert, eingeschleust und dort in Zucker umgewandelt. Für diesen Prozess ist ein anderes Hormon zuständig. Es heisst Glukagon und wird ebenfalls in der Bauchspeicheldrüse hergestellt. Es hat genau die gegenteilige Aufgabe von Insulin: Es bewirkt, dass Fett in der Zelle zu Zucker umgewandelt wird und in die Blutbahn gelangt. Und hier haben wir die Krux. Die beiden Hormone Insulin und Glukagon sind Gegenspieler (Antagonisten). Das bedeutet, dass, wenn der Insulinspiegel hoch ist, kein Glukagon ausgeschüttet wird. Das Problem für Abnehmwillige ist dabei, dass Insulin das stärkere und damit das bestimmende Hormon ist. Wenn Sie nun mengenmässig viel Kohlenhydrate essen – was «viel» für den Körper bedeutet, werden wir im nächsten Kapitel sehen –, wird eine Glukagon-Ausschüttung verhindert. Sie können gar nicht oder nur schwer abnehmen. Deshalb ist eine Gewichtsreduktion mit einer kohlenhydratreichen Ernährung wenig erfolgreich. Bei einer kohlenhydratarmen Kost hingegen wird weniger Insulin produziert. Dadurch kann der Organismus überhaupt erst Fettdepots einschmelzen.

In einer kleinen Flasche Süssgetränk steckt also das Fünffache von dem, was in unserer Blutbahn natürlich vorkommt. Ein zu hoher Blutzuckerspiegel ist aber schädlich für die Blutgefässe. Man könnte sagen, «sie verkleben» und können den Sauerstoff nicht mehr richtig ins Gewebe ab-

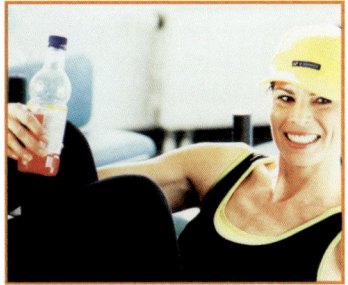

Eine kleine Flasche Süssgetränk enthält 7 Würfelzucker (24g). Das entspricht dem Tagesbedarf an Kohlenhydraten eines Erwachsenen.

geben. Es gibt Menschen, die zu wenig Insulin haben. Dieses Krankheitsbild nennt sich Diabetes. Wird nichts gegen den hohen Blutzuckerspiegel unternommen, dann erblinden die Patienten oder ganze Gliedmassen sterben ab, weil sie nicht mehr richtig durchblutet werden. Der Körper wird also alles daran setzen, diese Schädigungen zu verhindern und den Zucker so schnell wie möglich aus der Blutbahn in die Körperzelle zu bringen.

Wie in Abb. 5 ersichtlich, ist nach einer Eiweissmahlzeit kaum ein Anstieg des Blutzuckerspiegels zu verzeichnen. Das ist logisch, denn der Körper setzt immer nur so viel Glukose frei, wie er gerade benötigt. Erst nach drei Stunden steigt der Blutzuckerspiegel schwach an. Wenn wir dieselbe Kalorienmenge in Form von Fett zu uns nehmen, z.B. als Käse, dann verlängert sich die Verdauungszeit noch mehr, und zwar bis auf 7 Stunden. Damit haben wir eine lange andauernde Sättigung und einen extrem konstanten Blutzuckerspiegel erreicht.

Der Insulinspiegel nach einer Kohlenhydrat- (rot) und einer Eiweissmahlzeit (blau)

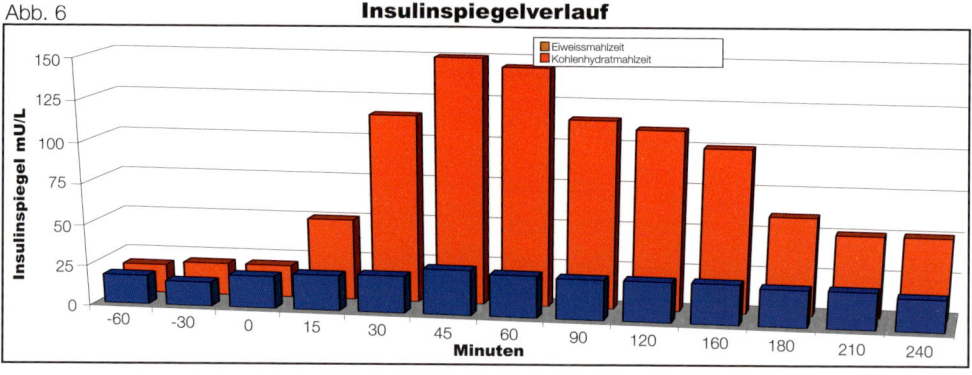

Die Grafik stellt die Verdauungszeiten der verschiedenen Nahrungsmittel dar: Kohlenhydrate werden am schnellsten verdaut. Fette brauchen bei gleicher Kalorienmenge dreimal so lang, bis sie in die Blutbahn gelangen.

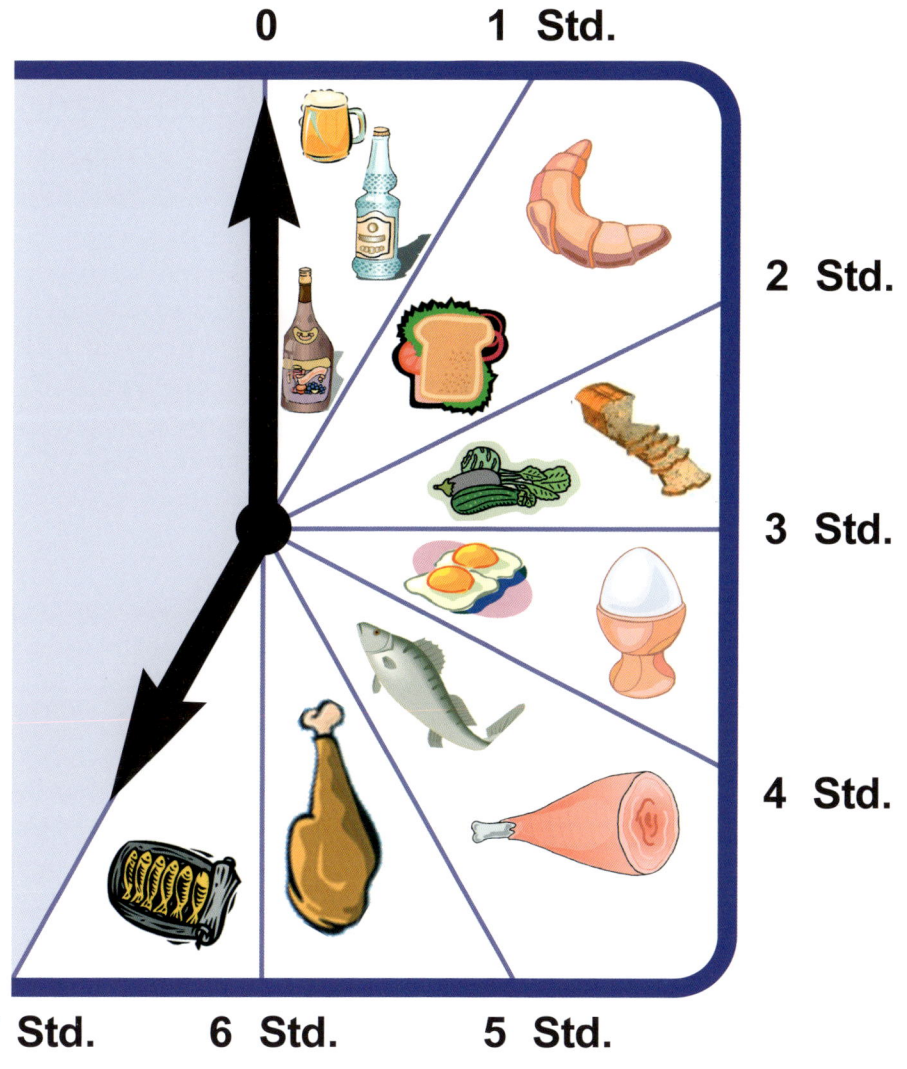

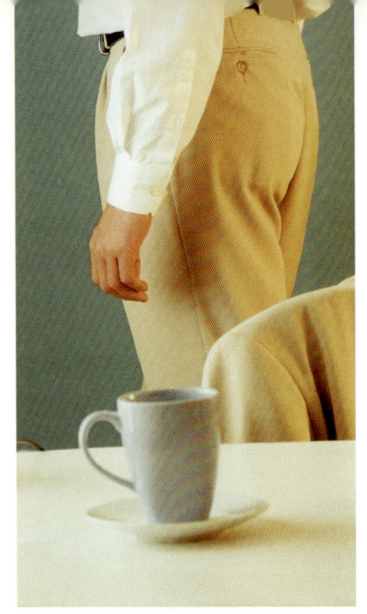

Darin liegt das Geheimnis, warum Sie mit Eiweissen und Fetten abnehmen: Im Gegensatz zu Kohlenhydraten benötigen Eiweisse und Fette eine lange Verdauungszeit und vermitteln deshalb ein über Stunden anhaltendes Sättigungsgefühl. Sie sind satt, nicht nur voll. Wie den umseitigen Grafiken zu entnehmen ist, bleibt dabei der Blutzuckerspiegel ebenfalls konstant. Würden sich die Ernährungsberater mehr um die Biologie des Menschen kümmern und weniger um ihre Nährwerttabellen, wäre und ist Abnehmen wirklich keine Hexerei.

Nun sind Sie dem Geheimnis des Gewichtsverlusts bei einer kohlenhydratarmen Ernährung auf der Spur. Solange keine oder nur ganz wenige Kohlenhydrate verzehrt werden, bleibt der Insulinspiegel niedrig. Das Glukagon kann aktiv werden, und Fettreserven werden in Zucker umgewandelt. Fette und Eiweisse sind konzentrierte Energiespender. Fett liefert uns doppelt so viele Kalorien wie die Kohlenhydrate. Diese Eigenschaft bewirkt eine lange anhaltende Sättigung. Die konstante Energieversorgung des Organismus bleibt nach den Mahlzeiten über mehrere Stunden erhalten. Dadurch ergeben sich nur geringe Blutzuckerschwankungen. Bei einer Ernährung mit ausreichendem Fettgehalt sinkt das Bedürfnis nach Zwischenmahlzeiten, Süssigkeiten und stimulierenden Stoffen wie Kaffee, Cola, Zigaretten usw. zudem erheblich.

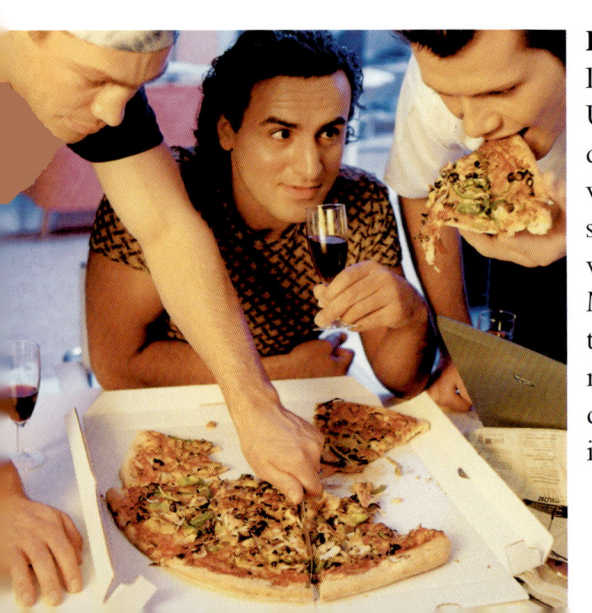

Fett macht nicht dick
Die Annahme, unsere Nahrungsfette seien für Übergewicht verantwortlich, ist falsch und durch namhafte Wissenschaftler experimentell widerlegt. So haben Prof. Wieland in München sowie Prof. Huth und Dr. Kaspar an der Universität Giessen in Tierversuchen und beim Menschen – insbesondere fettleibigen Patienten – den Beweis erbracht, dass sogar bei übermässiger Fettzufuhr kein Gewichtsanstieg, sondern eine Gewichtsabnahme zu verzeichnen ist, wenn Kohlenhydrate gemieden werden.

Auch wir konstatieren bei unserer ausreichend fetthaltigen, aber kohlenhydratarmen Ernährung immer eine Regulierung des Körpergewichts. Bei Einhaltung der Anweisungen verlieren Übergewichtige innerhalb eines Jahres 15 bis 25 Kilo und können ihr neues Gewicht auch problemlos halten. Die unerwünschte und unästhetische Cellulite an Schenkeln, Hüften und Oberarmen verschwindet. Wenn der Organismus die für die Lebensfunktionen und für die Arbeitsleistung erforderlichen Kalorien in Form von Fett und Eiweissen statt als Kohlenhydrate zugeführt bekommt, ergibt sich offensichtlich eine andere Stoffwechselsituation.

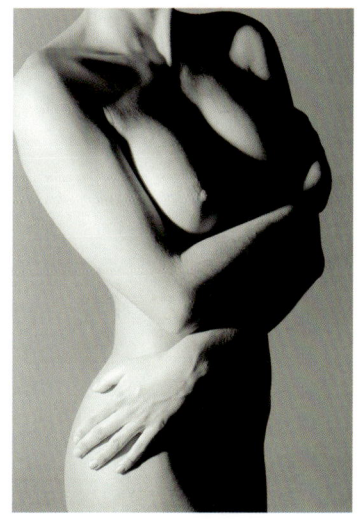

Schön macht das Leben mehr Spass.

Damit bekommen wir die Antwort auf die Frage, die wir in der Einleitung aufgeworfen haben. Das Hungergefühl wird durch zwei Grössen verursacht, die sich gegenseitig beeinflussen. Einerseits ist es vom Füllezustand des Magens abhängig. Ist dieser leer, bekommen wir ein flaues Gefühl, er fängt an zu knurren, und wir müssen etwas essen. Dieses Phänomen macht man sich beim Magenbanding zunutze. Chirurgisch wird das Volumen des Magens künstlich verkleinert, und schon meldet er frühzeitig, er sei voll und der Mensch daher satt. Das funktioniert ausgezeichnet. Alle Patienten mit einem Magenband nehmen ab. Die Operation ist aber teuer und nicht unproblematisch. Zudem wird sie erst bei massivem Übergewicht vorgenommen. Sie kommt also für die Mehrheit der Abnehmwilligen nicht in Frage. Der andere natürliche Steuerungsmechanismus des Hungergefühls ist der Blutzuckerspiegel. Die Symptome eines Blutzuckerabfalls werden nachfolgend geschildert. Es gilt also, das Abfallen des Blutzuckerspiegels zu verhindern bzw. diesen konstant zu halten. Das erreichen wir mit einer eiweiss- und fettbetonten Ernährung.

Die Idee, durch Kohlenhydratreduktion abzunehmen, ist nicht neu. Schon 1862 riet der englische Arzt Dr. Harvey einem stark übergewichtigen Patienten namens William Banting, keine Kohlenhydrate mehr zu essen. Der Erfolg war so aussergewöhnlich, dass Banting 1864 ein

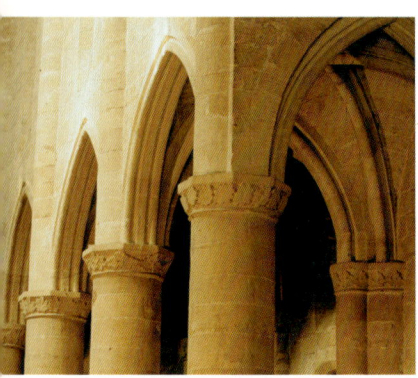

Das Wissen, dass hoch konzentrierte Kohlenhydrate zu einer Gewichtszunahme führen, war bereits bei den Gladiatoren im alten Rom bekannt. Sie assen diese bewusst vor den Spielen in grossen Mengen, um mehr Kampfgewicht zu haben. Wer schwerer war, lag im Kampf im Vorteil.

Büchlein und später seine «Letter on corpulence» veröffentlichte. Auch der amerikanische Arzt Dr. Robert C. Atkins behandelt seine Patienten schon seit den Siebzigerjahren mit einer kohlenhydratarmen Kost, und das mit sehr gutem Erfolg. Die Atkins-Diät eignet sich jedoch unserer Meinung nach nicht als Langzeiternährung, weil sie zu einseitig ist.

Unterzuckerung

Nun gibt es ein Phänomen, auf das Übergewichtige besonders achten sollten. Wir nennen es den undulierenden (pendelnden) Blutzuckerspiegel. Dabei kommt es zu starken Blutzuckerspiegelschwankungen, so dass die Betroffenen nahezu fortlaufend essen müssen. Sie fallen nämlich ständig in eine Unterzuckerung. Diese ist darauf zurückzuführen, dass die Betroffenen über Jahre oder Jahrzehnte hinweg vorwiegend von kohlenhydrathaltigen Nahrungsmitteln gelebt haben. Durch die Einnahme von Kohlenhydraten erfolgt, wie oben beschrieben, ein steiler Anstieg des Blutzuckerspiegels, was die Insulinproduktion in der Bauchspeicheldrüse übermässig stark anregt. Darauf folgt ein beschleunigter Abbau des Blutzuckers, wobei dieser unter den Normalwert fällt. Geschieht dies, kommt es zu Leistungseinbussen, die dramatisch sein können. Es stellen sich unangenehme Symptome der Unterzuckerung ein, die bisweilen bis zur Ohnmacht führen: Eine Unterzuckerung setzt mit Hunger- und Schwächegefühlen ein, man fängt unter Umständen an zu schwitzen, zittert, fühlt sich benommen, matt und bekommt starke Kopfschmerzen. Wenn der Zustand andauert, kann es zu Gleichgewichtsstörungen, unkontrolliert aggressivem Verhalten und geistiger Verwirrung kommen. Der Betroffene kann nicht mehr objektiv sein. All diese Symptome treten auf, weil der Blutzuckerspiegel auf ein abnorm niedriges Niveau absinkt und die Hirnzellen nicht mehr mit der notwendigen Energie versorgt werden. Der Zuckergehalt im Blut beeinflusst deshalb auch die Klarheit unseres Denkens, die Konzentrationsfähigkeit und die psychische Befindlichkeit. Der Körper will diese Unterzuckerung um jeden Preis beseitigen und entwickelt eine eigentliche

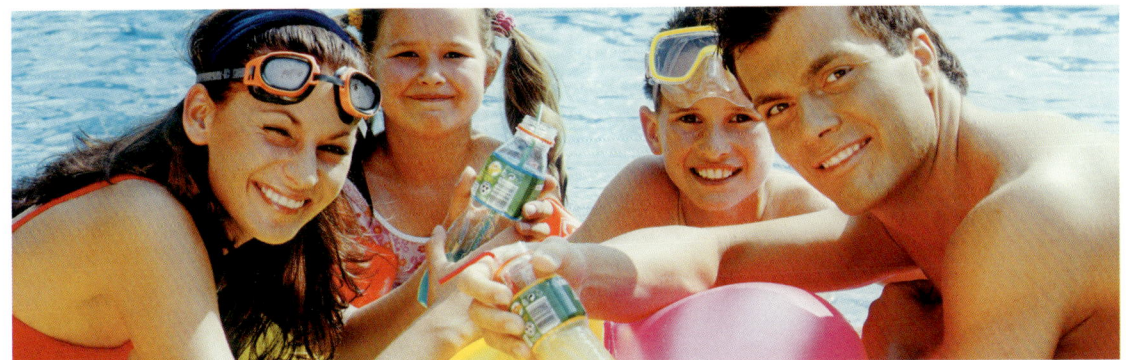

Gier nach Süssigkeiten; die Betroffenen können sich nicht mehr beherrschen. Es zerreisst sie, und sie essen querbeet Schokoriegel, Kuchen, Patisserie und/oder, was schlimm und viel zu wenig bekannt ist, konsumieren Süssgetränke – in 1 Liter Cola sind 120 g Zucker = 42 Würfelzucker enthalten.

Ein langjähriger hoher Zuckerkonsum scheint zu einer erhöhten Sensibilität der Bauchspeicheldrüse zu führen, so dass sie auf Zucker zunehmend schneller und stärker mit einer Insulinsekretion reagiert. Die Situation ist in Grafik Abb. Seite 28 dargestellt (aus Lutz «Leben ohne Brot»). Die Unterzuckerung ist denn auch jener Moment, in dem die Menschen schwach werden, den Kühlschrank öffnen und Unmengen zu sich nehmen. Sie sind nicht mehr Herr ihrer Sinne. Genau das hat eine Patientin, total am Boden zerstört, berichtet. Während einer Schlankheitsdiät sei sie einmal mitten in der Nacht vor dem Kühlschrank erwacht, mit einer Tafel Schokolade in der Hand. Ein typischer Fall von akuter Unterzuckerung. Es wird zu viel Glukose aus der Blutbahn in die Zellen transportiert, und der Blutzuckerspiegel fällt auf einen sehr tiefen Wert ab. Die Menschen fühlen sich schwach, zittrig und elend. Die Betroffenen müssen dann essen, um überhaupt funktionieren zu können. Ein Teufelskreis, der sich erst nach ca. 3 Monaten Kohlenhydratreduktion – vgl. die zweite, flacher verlaufende Linie in der Grafik Seite 28 – wieder normalisiert. Nach dieser Zeit kommt es auch bei Zuckerkonsum nicht mehr zu einer nachfolgenden so genannten hypoglykämischen Phase (Unterzuckerung).

Wie fangen wir eine akute Unterzuckerung auf?

Damit stellt sich die Frage, wie Blutzuckerschwankungen zu behandeln sind, wenn sich einmal eine einstellt. Wer in einer Unterzuckerungsphase steckt und Zucker konsumiert, wird feststellen, dass die Symptome innert weniger Minuten verschwinden. Doch dieses Vorgehen ist – so wirksam es sich im Moment auch zeigt – langfristig falsch. Die starken zyklischen Schwankungen des Blutzuckers, die jedes Mal in einem übermässigen Absinken enden, müssen verhindert werden. Es sollten daher nur Nahrungsmittel verzehrt werden, die zu einem sanften Anstieg des Blutzuckerspiegels führen, so dass die Bauchspeicheldrüse nicht exzessiv viel Insulin ausschüttet. Daher besteht die beste Behandlung bei Zuckermangel im Blut paradoxerweise darin, Zucker und hochkonzentrierte Kohlenhydrate in der Kost so weit wie möglich zu meiden. Ein paar Esslöffel Sahne, etwas Käse oder auch ein kleines Stück Banane reichen völlig. Sollten Sie unter diesem Phänomen leiden, achten Sie darauf, dass Sie mehr Eiweisse und Fette konsumieren.

Nach 3 Monaten kohlenhydratarmer Ernährung, tritt keine Unterzuckerung mehr auf.

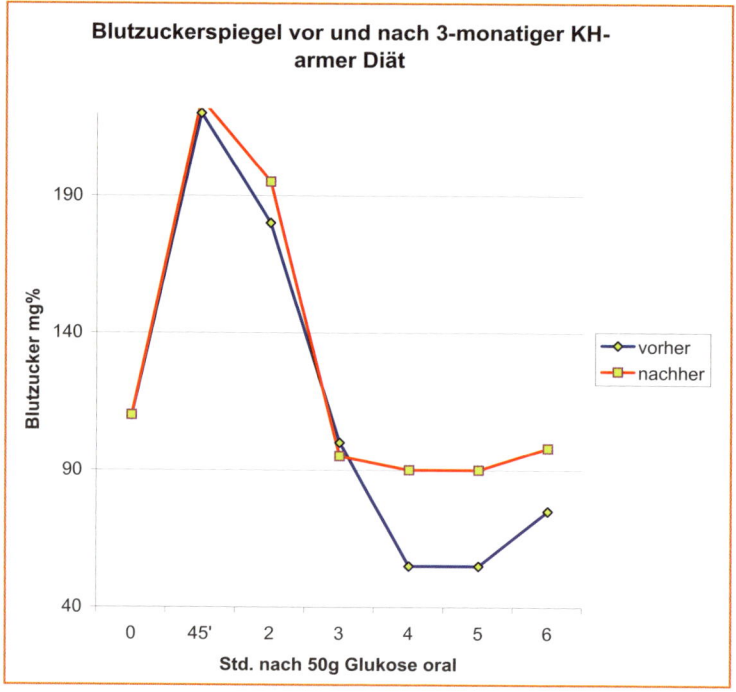

Fazit

Nun versuchen wir zu verstehen, warum die Natur den Menschen so erschaffen hat, dass er auf Kohlenhydrate mit einer Speicherung reagiert. Der Grund liegt vermutlich darin, dass die hoch konzentrierten Kohlenhydrate früher eigentlich nur im Hochsommer und im Herbst zur Verfügung gestanden haben, dann nämlich, wenn die Früchte reif sind. Das ist auch jene Jahreszeit, in der Reserven für den bevorstehenden Winter gebildet werden müssen. Der Körper brauchte eine Fettschicht als Energiereserve und Isolation für die kalte Jahreszeit. Dieser Mechanismus funktionierte lange schon, ehe Tiefkühler und Konservendosen erfunden wurden und Erdbeeren 365 Tage im Jahr erhältlich waren. Heute haben wir keine Probleme mit der Lebensmittelversorgung mehr. Funktionieren tut unser Körper aber noch wie vor vielen tausend Jahren. Wir kennen keine Hungerzeiten mehr, und der überlebenswichtige Jo-Jo-Effekt hat im Prinzip ausgedient. Die Konsequenz daraus ist: sich so zu ernähren, dass der Organismus nicht in den Speichermodus fällt – und das bedeutet kohlenhydratarm (nicht kohlenhydratlos), dafür eiweiss- und fetthaltiger.

Zucker, der heimliche Verführer

Zucker kann, muss aber nicht dick machen – entweder man hat die Veranlagung dazu, oder man hat sie nicht. Es gibt tatsächlich Menschen, die häufig Süssigkeiten essen und dabei klapperdürr bleiben. Dass Zucker nicht gesund ist, wissen die meisten; was wir aber nicht wissen, ist, wie viel Zucker wir unbewusst aufnehmen. Damit Sie sich den Zuckergehalt einiger Produkte konkret vorstellen können, haben wir diesen in Würfelzucker umgerechnet. Schauen Sie sich auf Seite 30/31 einmal an, wo wie viel Zucker enthalten ist, und entscheiden Sie dann selber, ob Sie sich das antun wollen. Bedenken Sie, dass der Organismus für das optimale Funktionieren nur eben 6g freie Glukose braucht, mehr nicht. Das sind 1½ Würfelzucker auf die durchschnittlichen 4 – 5 Liter Blut eines Menschen. Pro Tag benötigen wir deshalb gerade mal 20g reine Glukose. Alles andere landet auf der Hüfte. Berechnen Sie nun jeweils selbst, um wie viel die meisten Nahrungsmittel diesen Bedarf übersteigen. Um den alten Arzt und Gelehrten Paracelsus zu zitieren: «Alles ist Gift, allein die Dosis entscheidet.»

1 Würfelzucker = 4g Zucker	Tagesbedarf = 20g Zucker
Konfitüre 40g Konfitüre (Frühstücksportion) 20 – 28g Zucker	5 – 7 Würfelzucker 1 Tagesration
Nuss-Cremes/Brotaufstrich 40g Nutella, Nutoka, Nusspli usw. 20 – 28g Zucker	5 – 7 Würfelzucker 1 Tagesration
Frühstücks-Flocken (Zuckergehalt je nach Fabrikat 15 – 50%) 50g Frühstücksflocken (15%) 8g Zucker 50g Sugar-Smacks usw. (ca. 50%) 24g Zucker	2 Würfelzucker ⅓ Tagesration 6 Würfelzucker 1 Tagesration
Früchte-Joghurt 180 – 200g (1 Becher) 20 – 24g Zucker	5 – 6 Würfelzucker 1 Tagesration
Milchschnitte 30g Milchschnitte ca. 12g Zucker	3 Würfelzucker ½ Tagesration
Getreide-Riegel 60 – 80g Farmer-Riegel o.Ä. 20 – 32g Zucker	5 – 8 Würfelzucker 1 Tagesration
Schokolademilch/Frühstücks- und Sportgetränk 2 TL Pulver (15g) ca. 12g Zucker	3 Würfelzucker ½ Tagesration
Schokolade 1 Tafel (100g) 52g Zucker	13 Würfelzucker 2 Tagesrationen

Schoko-Riegel (Zuckergehalt je nach Fabrikat 30 – 43 %)
1 Mars, Milky Way o.Ä. (50 – 60 g)	4 – 5 Würfelzucker
16 – 20 g Zucker	1 Tagesration

Pralinen (Zuckergehalt 60 %)
100 g Pralinen	15 Würfelzucker
60 g Zucker	3 Tagesrationen

Eiscreme mit Milch oder Rahm (Zuckergehalt 20 %)
2 Kugeln (120 g)	6 Würfelzucker
24 g Zucker	1 Tagesration

Wasser-Eis mit Fruchtaroma (Zuckergehalt ca. 32 %)
1 Stängel (50 g)	4 Würfelzucker
16 g Zucker	¾ Tagesration

Süsse Backwaren wie Torten, Patisserien (Zuckergehalt 12–35 %)
1 Stück Schwarzwäldertorte (150 g)	5 Würfelzucker
ca. 20 g Zucker	1 Tagesration
150 g Apfelstrudel	6 Würfelzucker
ca. 24 g Zucker	1 Tagesration

Gesüsste Getränke (Zuckergehalt ca. 12 %)
1 Liter	27 Würfelzucker
100 g Zucker	5 Tagesrationen

Daneben enthalten die meisten Gewürzmischungen, Salat-Dressings, Sojasaucen, Ketchup, Back-, Fleisch- und Wurstwaren, industriell hergestellte Fertiggerichte und vieles mehr Zucker. Lesen Sie die Produktinformationen auf verpackten Lebensmitteln und bedenken Sie, dass die im Offenverkauf angebotenen Erzeugnisse mit den gleichen Zutaten aufbereitet sind.

Zuckerarten
Oft sind auf der Verpackung verschiedene Zuckerarten aufgeführt, vielfach mit Fremdwörtern wie Saccharose (weisser Haushaltzucker) Glukose oder Dextrose (Traubenzucker), Fruktose (Fruchtzucker), Maltose (Malz-

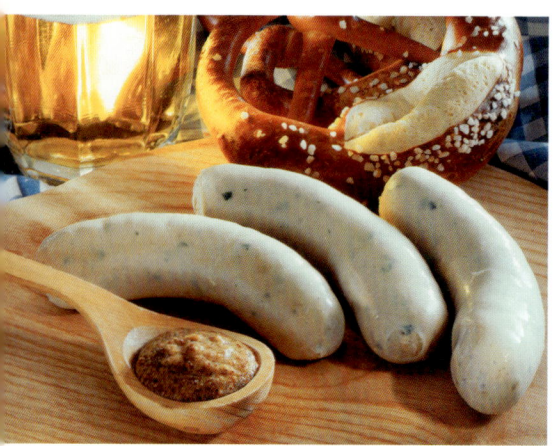

Oftmals sind auch Nahrungsmittel mit Zucker versetzt, in denen Sie diesen auf den ersten Blick nicht vermuten, wie z.B. in Wurstwaren oder Senf.

Lassen Sie sich nicht durch die Zuckerfalle erwischen. Verhindern Sie, dass Ihrem Körper die dringend benötigten Mineralstoffe und Vitamine entzogen werden.

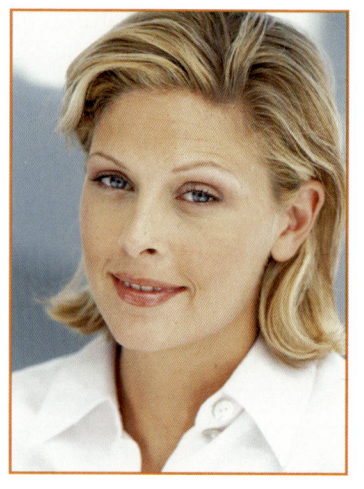

zucker) oder Laktose (Milchzucker). Lassen Sie sich von den nach Natur klingenden Bezeichnungen nicht täuschen. Traubenzucker wird nicht aus Trauben, Fruchtzucker nicht aus Früchten hergestellt, und diese Zucker sind nicht harmloser als der gewöhnliche Industriezucker. Vor allem aber lassen mehrere einzeln als Zutaten aufgeführte Zuckerarten nicht erkennen, wie hoch der Gesamtzuckergehalt des betreffenden Produkts ist. Zudem ist z.B. Maltose ein nicht süsser Zucker. Er ist billig in der Herstellung und wird gerne als Füllmittel in Beutelsuppen und Saucen verwendet – damit das Päckchen auch etwas hermacht und der Kunde es kauft.

Die Zuckerverdauung benötigt grosse Mengen Mineralstoffe und Vitamine. Wer reichlich hoch konzentrierte Kohlenhydrate konsumiert, sei dies in Form von Brot, Pizza, Teigwaren, Schokolade, Süssspeisen, Süssgetränken oder auch Getreideflocken bzw. süssen Brotaufstrichen, entmineralisiert über die Zeit hinweg seinen Körper. Die grössten Mineralstoffdepots befinden sich im Bindegewebe und in den Knochen. Durch den Mineralstoffverlust entstehen unseres Erachtens Bindegewebeschwäche und daraus folgende Krankheiten wie Knochen- und Gelenkzerfall, Osteoporose, Arthrose und Degenerationen der Wirbelsäule (Morbus Scheuermann). Aber auch Cellulite, Krampfadern, Besenreiser sowie alle Krankheiten, die mit einem Strukturmangel einhergehen, darunter fallen Allergien und Hauterkrankungen, können auf diese Fehlernährung zurückgeführt werden.

Die Verträglichkeit pflanzlicher Kohlenhydrate
Alle pflanzlichen Nahrungsmittel wie Getreide, Hülsenfrüchte, Kartoffeln, Früchte und Gemüse, aber auch Milch und Frischmilcherzeugnisse enthalten gewisse Mengen Kohlenhydrate. Die Kohlenhydrate der verschiedenen Produkte haben unterschiedliche Strukturen, die vom Organismus unterschiedlich schnell oder langsam in einfachen Zucker umgewandelt werden.

Jene gängigen wissenschaftlichen Abhandlungen, die konkrete Empfehlungen beinhalten, geben an, wie hoch in einer ausgewogenen Ernährung der Anteil Kohlenhydrate (60–70%), Eiweiss (10–15%) und Fett (25–30%) sein sollte. Wenn Sie bei einer solchen Ernährungsweise dennoch Figurprobleme haben oder sich nicht gesättigt fühlen und mit dem Verlangen nach Süssigkeiten kämpfen, stimmen diese Angaben für Sie nicht. Scheinbar unbedeutende Befindlichkeitsstörungen können darauf hinweisen, dass Ihr Organismus mit der Kohlenhydratzufuhr überfordert ist. Symptome für eine Überlastung des Stoffwechsels sind feuchte Hände, Fussschweiss, Schwitzen in der Nacht, Fussbrennen, Schnarchen und Hautunreinheiten. Häufig verschwinden bei einer kohlenhydratarmen Kost auch andere Unpässlichkeiten, mit denen Sie glauben leben zu müssen.

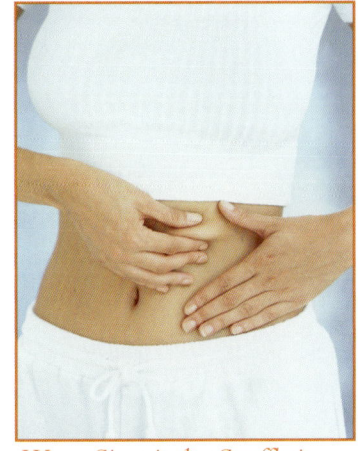

Wenn Sie mit der Straffheit Ihres Bindegewebes und der Hautreinheit nicht zufrieden sind, dann liegt das an den Kohlenhydraten, die Ihnen die Bausubstanz entziehen.

Austauschzucker = zuckerfrei?

Neben den oben aufgeführten Zuckerarten beschenkt uns die Lebensmittelindustrie mit so genannten Austauschzuckern unter den Bezeichnungen Sorbit/Sorbitol, Xylit/Xylanose, Mannit/Mannitol usw. Mit solchen Stoffen gesüsste Produkte gelten als zahnschonend und dürfen als zuckerfrei verkauft werden. Sie sind in Kaugummi, Lutschtabletten, Kräuterzucker, Vitamin- und Kalziumpräparaten, Hustenbonbons, Husten- und Antibiotikasirup, Medikamenten sowie in vielen Diät- und Diabetikerprodukten, Süsswaren und industriell aufbereiteten Erzeugnissen wie Suppen, Saucen, Fertigmahlzeiten usw. enthalten. Obwohl diese Austauschzucker keine Karies verursachen, sind sie dennoch nicht unbedenklich. Sie können Blähungen und Durchfall auslösen. Dies führt zu einem Mineralstoffverlust, wodurch wiederum Wasseransammlungen im Gewebe entstehen können.

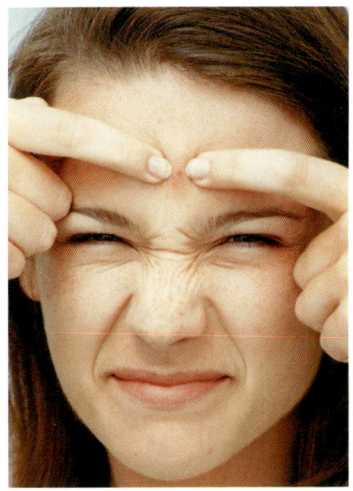

Künstliche Süssstoffe

Weil die nachteiligen Auswirkungen der verschiedenen Zuckerarten bekannt sind, wird mit künstlichen Süssstoffen versucht, dem Süssigkeitsbedürfnis zu genügen. Süssstoffe sind in Form von Pulver, Tablettchen oder flüssig

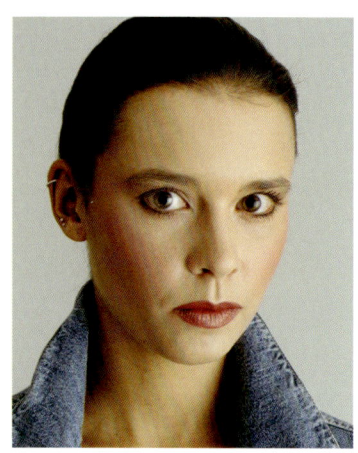

Haben Sie gewusst, dass in der Schweinemast künstliche Süssstoffe eingesetzt werden, damit die Tiere schneller fett werden (Erläuterung siehe Text).

Gewöhnen Sie sich den süssen Zahn ab. Er ruiniert Ihre Figur, die Zähne und das Bindegewebe. Zudem macht er Sie dick.

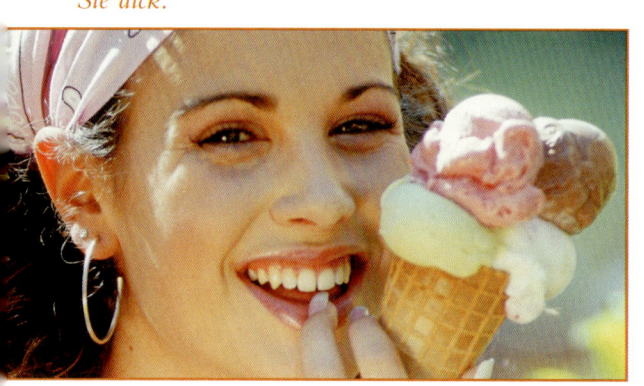

unter verschiedenen Namen wie Assugrin, Aspartam, Canderel, Cyclamat, Saccharin usw. im Handel. Bei mässigem Verbrauch sind bis anhin keine gesundheitlichen Risiken nachweisbar. Einen schwerwiegenden Effekt aber haben alle süss schmeckenden Erzeugnisse, einerlei ob sie Zucker, Honig, Austauschzucker, pflanzliche oder künstliche Süssstoffe enthalten: Wenn die Zunge einen süssen Geschmack wahrnimmt, wird dieses Geschmacksempfinden an die Verdauungsorgane übermittelt. Diese beginnen umgehend, entsprechende Verdauungssäfte bereitzustellen. Die Bauchspeicheldrüse produziert dann Insulin, um den über die Geschmacksnerven angekündigten Zucker abzubauen. Künstliche Süssmittel enthalten jedoch keinen Zucker. Wenn nun die künstlich gesüssten Nahrungsmittel oder Getränke keine oder nur wenig Kohlenhydrate enthalten, senkt das infolge des Fehlalarms irrtümlich produzierte Insulin den Blutzucker unter den normalen Wert. Dadurch entsteht eine Unterzuckerung mit den bekannten Symptomen wie Energielosigkeit, Müdigkeit, Hunger usw. Dieser Zustand regt den Appetit auf reichliche Kalorienzufuhr erst recht an, wodurch es zu eigentlichen Heisshungerattacken kommt. Die Fachwelt weiss um dieses Phänomen und nutzt es in der Tiermast. Schweinen werden mit dem Futter künstliche Süssstoffe verabreicht. Dadurch fressen die Tiere mehr, legen entsprechend mehr Gewicht zu und werden so schneller schlachtreif. Künstliche Süssmittel sind eine perfide Irreführung des Organismus und somit der übergewichtigen Menschen.

Die Geschmacksgewohnheiten umprogrammieren

Die vorangehenden Darlegungen zeigen auf, in welch ausweglose Situation wir durch den Konsum von süss schmeckenden Speisen und Getränken geraten können. Bedeutet dies nun den absoluten Verzicht auf alles, was das Leben versüsst? So schlimm ist es nicht, gewisse Kompensationsmöglichkeiten sind später beschrieben. Vor allem aber geht das Verlangen nach Süssigkeiten zurück, wenn der Körper ausreichend sättigende Nahrungsmittel – das heisst: genügend Kalorien in Form von Eiweiss und Fett – bekommt. Bei einigen Verpflegungsanweisungen werden Sie sich möglicherweise einen kleinen Schubs geben müssen. Weil Ihr Geschmack auf süss eingestellt ist, erscheint es Ihnen vielleicht unvorstellbar, Getränke ungesüsst zu konsumieren. Doch Sie können Ihre Geschmackswahrnehmung umprogrammieren. Trinken Sie ab sofort Ungesüsstes, und Sie werden nach wenigen Tagen feststellen, dass der Kaffee wirklich nach Kaffee und der Tee nach Kräutern schmeckt, nicht nach Zucker. Zudem dürfen Sie Kaffee und Tee mit Rahm verfeinern und werden dabei abnehmen.

Ernährungsfachleute warnen stets vor Eiweiss und Fett, doch wissen die meisten Konsumenten zu wenig darüber, wie wichtig diese Nährstoffe für den Organismus sind und was sie effektiv bewirken, um selber entscheiden zu können.

Eiweisse, die Bausteine des Körpers
Eiweisse, auch Proteine genannt, sind die wichtigsten Bausteine für alle Körperzellen, die Blutbildung, die Enzym- und Hormonproduktion sowie das Immunsystem. In Lebensmitteln sind sie vorwiegend in Eiern, Käse, Fleisch und Fisch, in geringeren Mengen auch in pflanzlichen Erzeugnissen enthalten. Ein Grossteil der Körpersubstanz wird laufend erneuert, und die Proteine sind für das Wachstum und die Regeneration des gesamten Organismus unentbehrlich. Der Mensch besteht hauptsächlich aus Eiweiss. In der neuzeitlichen Ernährungslehre wird jedoch Zurückhaltung beim Eiweisskonsum empfohlen mit der Begründung, insbesondere von Tieren stammende Nahrungsmittel seien Säure bildend. In der Fachliteratur werden Fleisch, Fisch, Eier und Käse als Säurebildner, Obst und Gemüse hingegen als Basenträger aufgeführt. Dieser Ansicht waren auch wir, bis wir erkennen mussten, dass die körperliche Verfassung bei einer Ernährung mit wenig Eiweiss oft nicht zufrieden

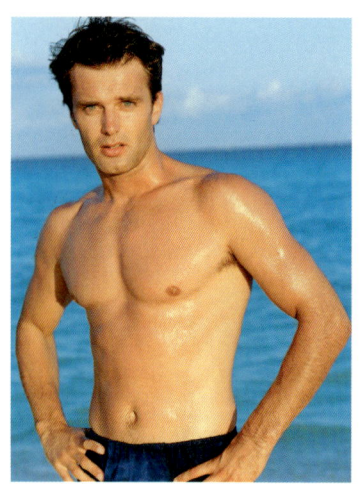

Eiweisse sind die wichtigste Voraussetzung für einen schönen Körper. Der beste Lieferant dafür sind tierische Produkte.

stellend ist. Über saure und basische Eigenschaften von Lebensmitteln gibt es unterschiedliche Auffassungen. Durch die Ausführungen von Dr. med. Rumler (siehe nachfolgendes Kapitel) wurden wir darauf aufmerksam, dass die in Früchten und Sauermilchprodukten enthaltenen Säuren zwar bei der Verstoffwechselung basisch werden, dies jedoch auf Kosten körpereigener Mineralstoffe geht. Das Blut holt sich die Pufferstoffe zum Neutralisieren der Säuren aus den Körperzellen, insbesondere aus den Knochen.

Figurprobleme – Cellulite und der Säure-Basen-Haushalt

Im Zusammenhang mit Bindegewebsschwäche kommt man unweigerlich auf den Säure-Basen-Haushalt zu sprechen, ein besonderes Kapitel stellt die Cellulite (Orangenhaut) dar. Laut Aussagen von Ernährungsfachleuten und gemäss dem klinischen Wörterbuch «Pschyrembel» ist Cellulite nicht behandelbar. Wir haben jedoch festgestellt, dass das Staugewebe bei einer kohlenhydrat- und säurearmen Kost weitgehend, oft sogar vollständig abgebaut wird. Daraus schliessen wir, dass der unerwünschten Erscheinung Stoffwechselstörungen zugrunde liegen.

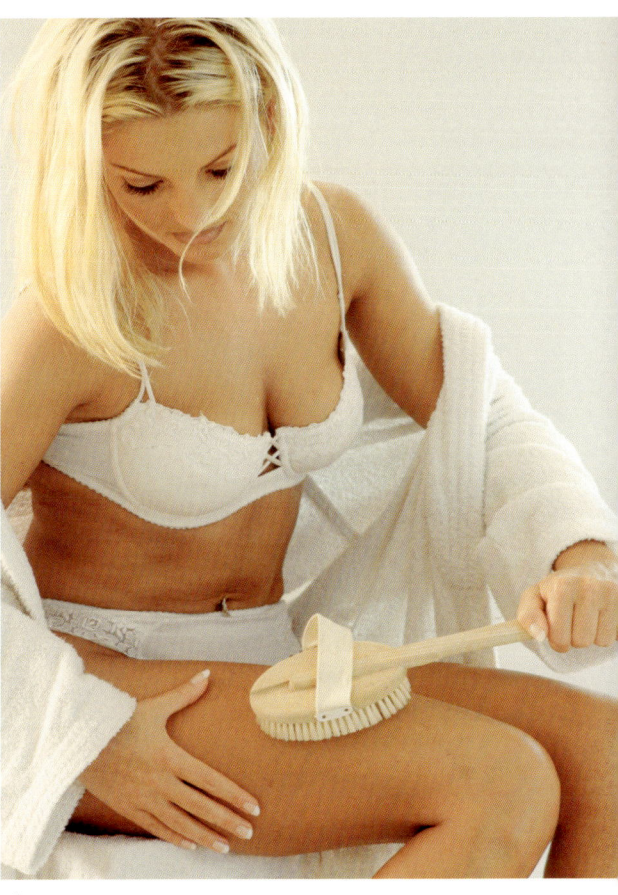

Die Erfahrung, dass Cellulite mit der kohlenhydrat- und säurearmen Ernährung sichtbar zurückgeht, veranlasste uns, nach einer möglichen Erklärung zu suchen. Die Wissenschaft lehnt die Idee einer Gewebeübersäuerung ab, kann jedoch keine Begründung für das Entstehen des unschönen Staugewebes bieten. Mit den empfohlenen Massnahmen – fettreduzierte Ernährung und mehr Bewegung – nimmt man vielleicht ab, aber nicht dort, wo es erwünscht ist; die Cellulitepolster bleiben hartnäckig sitzen. Wir halten eine Gewebeübersäuerung für eine mögliche Ursache für die Entstehung von Orangenhaut. Wie es zu einer Übersäuerung des Organismus kommen kann, lesen Sie im folgenden Kapitel. Dass sich die Hypothese der Gewebeübersäuerung wissenschaftlich anfechten lässt, ist uns bewusst. Doch solange auch die Fachleute keine bessere Erklärung und schon gar keine wirksameren Massnahmen anzubieten haben, können wir die Hypothese der Gewebeübersäuerung getrost aufgreifen. Unsere Empfehlungen helfen nänlich, effizient etwas gegen diese unschöne Erscheinung zu unternehmen.

Grundlagenwissen zu Säuren und Basen
Zu Beginn sollten wir uns kurz mit einigen Grundbegriffen befassen. Säuren oder Basen werden in der Chemie mit dem so genannten pH-Wert angegeben, der zwischen 1 und 14 liegt.

Zur Darstellung des Säuregrades dient die pH-Skala:

1	2	3	4	5	6	7	8	9	10	11	12	13	14
sauer						neutral							basisch

pH 1 ist also sehr sauer wie zum Beispiel Salzsäure, pH 14 ist sehr basisch wie zum Beispiel eine Lauge. pH 7 ist demzufolge neutral, Wasser hat diesen pH-Wert, dieser kann aber, abhängig vom Mineralstoffgehalt, etwas höher oder tiefer liegen. Wir haben in unserem Organismus einen pH-Wert, der nicht unterschritten werden darf – und das ist der unseres Blutes. Sonst kommt es zu einer so genannten Azidose (Übersäuerung), und der Mensch fällt auf der Stelle tot um. Dieser überaus wichtige pH-Wert liegt zwischen 7,34 und 7,45, also im neutralen bis leicht basischen Bereich. Das Blut darf unter keinen Umständen sauer werden. Um das Säure-Basen-Gleichgewicht im Blut aufrechtzuerhalten, braucht der Organismus basische Substanzen. Das sind die Mineralstoffe (Basen) in den Körpergeweben.
Wenn Sie ein Nahrungsmittel verzehren, das sauer schmeckt, dann hat es einen tiefen pH-Wert. Ein tiefer pH-Wert erzeugt auf unserer Zunge den Geschmack sauer. Eine Orange z. B. hat je nach Reifegrad im Durchschnitt pH 2, eine Zitrone pH 1,5. Wenn wir die besagte Orange verzehren, dann muss sie in die Blutbahn aufgenommen werden, will der Organismus sie nutzen können. Dazu muss der Körper sie erst neutralisieren. Das tut er im Dünndarm mittels eines mit Mineralstoffen angereicherten Sekrets aus der Bauchspeicheldrüse. Er gibt so lange Mineralstoffe zur Orangenmasse im Dünndarm, bis sie den pH-Wert 7,34 des Blutes erreicht hat und so ohne Gefahr für den Organismus in die Blutbahn übertreten kann. Diese Mineralstoffe stammen aus den Geweben.

Das alleine könnte der Körper gut bewältigen. Erschwerend kommt aber hinzu, dass bei jedem Stoffwechselprozess im Körper, wie auch bei Muskelarbeit, zusätzliche Säuren entstehen (Milchsäure, Brenztraubensäure oder Zitronensäure). Normalerweise werden diese Säuren in der Blutbahn von den Mineralstoffen huckepack genommen, zu den Nieren transportiert und ausgeschieden. Ein anderer Teil verlässt den Körper über die Haut. Ein weiterer Teil wird abgeatmet.

Im Körper sind Mineralstoffe, also Kalzium-, Phosphor- und Magnesiumverbindungen, die basischen Substanzen. Zuerst nimmt der Körper diese aus dem Bindegewebe, später aus den dichteren Geweben wie Knorpel und Knochen. Fehlen dem Körper Mineralstoffe, können die Säuren nicht richtig abtransportiert werden und es kommt zur Übersäuerung des Bindegewebes. Tritt dies ein, kann der Organismus das Wasser nicht mehr richtig ausscheiden, es kommt zu Stauungen und einer Überladung mit Säuren. Das Bindegewebe wird mit der Zeit instabil, und Cellulite ist eine der Folgen davon. Konsumiert ein Mensch über Jahre hinweg reichlich saure Produkte wie Joghurt, Orangensaft oder oxalsäurehaltige Nahrungsmittel wie Spinat, Rhabarber, Tomaten, Randen (rote Bete), Spargel oder Soja, so greift der Organismus auf die knöchernen Mineralstoffdepots zurück. Bandscheibenzerfall und die Degeneration von Gelenken und Knochen stehen unserer Meinung nach in direktem Zusammenhang damit.

Der Verlust von Mineralstoffen

Wie die Untersuchungsergebnisse von Dr. Rumler zeigen, scheidet der Körper bei einer Übersäuerung durch Frucht-, Milch-, Wein- oder Essigsäure vermehrt Vitamin C und Kalzium aus. So ist die Zufuhr von Vitamin-C-haltigen, aber sauren Früchten und Säften nicht nur sinnlos, weil der Organismus das Vitamin unter diesen Umständen gar nicht verwerten kann, sondern auch noch schädlich, da sie zu einem übermässigen Mineralstoffverlust sowie zu einem Kalziummangel führt. Wenn Kalzium

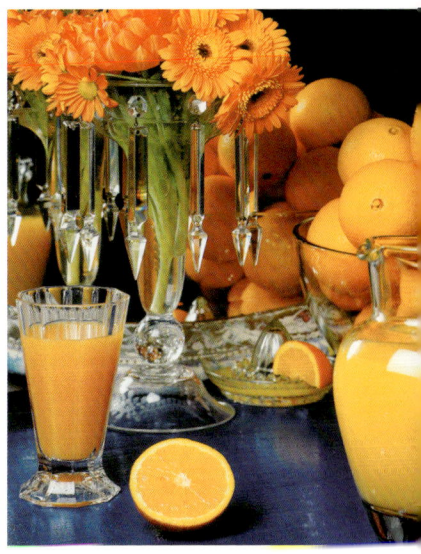

Zitrusfrüchte entziehen Ihrem Körper wichtige Mineralstoffe. Sie sind Gift für Ihr Bindegewebe.

mit einer Säure reagiert, bildet es ein schwer lösliches Salz, das über die Nieren ausgeschieden wird. Die Mineralstoffe im Urin sind nicht mehr reaktionsfähig, der Harn wird basisch. Es ist daher wohl einer der grössten Irrtümer in der Fachliteratur, wenn behauptet wird, ein basischer Urin bedeute, dass der Organismus auch basisch sei. Der durch das Indikatorpapier★ im Harn angezeigte Basenüberschuss ist in Tat und Wahrheit nämlich ein Basenverlust. Wird der Urin nach dem Verzehr von sauren Nahrungsmittel basisch, verlassen Mineralstoffe (Basen) den Körper und gehen buchstäblich den Lokus hinunter. So verschiebt sich der Säure-Basen-Haushalt des Körpers auf die saure Seite.

★ *Das Indikator-Papier mit der Farbskala für das Messen von Säuren und Basen erhalten Sie in jeder Apotheke oder bei uns im Schaub-Institut.*

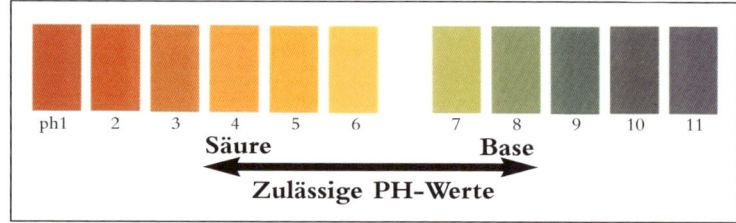

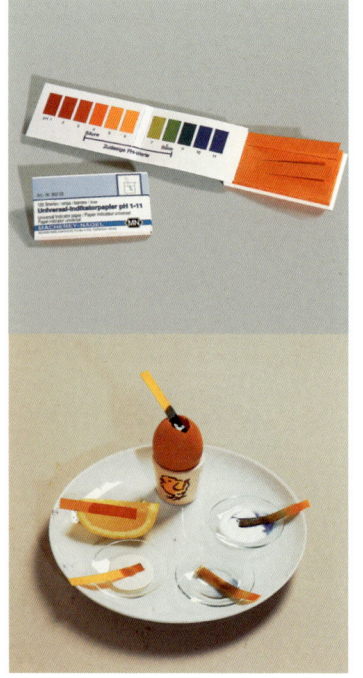

Das Messen von Säuren und Basen

Säuren und Basen lassen sich mittels Indikator-Teststreifen messen. Wir empfehlen das Universal-Indikatorpapier pH 1–11 von Macherey-Nagel (in unserem Institut erhältlich). Bei diesem Fabrikat ist die Färbung besonders deutlich ablesbar. Ein Indikator-Block enthält 100 Teststreifen. Messbar ist die saure oder basische Beschaffenheit von Produkten, die Flüssigkeit enthalten. Zum Messen der Säure- oder Basenwerte wird der Indikatorstreifen mit der Flüssigkeit oder dem Saft des zu messenden Produkts in Berührung gebracht. Die Verfärbung grün bis blau zeigt den Basenanteil, gelb bis rot den Säuregehalt an. Das Resultat lässt sich durch einen Vergleich mit der Farbskala ablesen. Die Werte werden mit dem Begriff pH (potenzierte H-Ionenkonzentration) bezeichnet. Die Farbe grün (pH 7) liegt im neutralen Bereich zwischen Säure und Base. Wasser ist in diesem Bereich, der Teststreifen verfärbt sich grün. Bei den Nahrungsmitteln zeigt das Eiweiss vom Ei eine Blaufärbung an, und auch Kalzium ist eine starke Base. Früchte färben den Teststreifen je nach Säuregehalt gelb bis rot. Produkte mit viel Eigenfarbstoff können nicht mit dem Indikatorpapier gemessen werden. Man kann beispielsweise Weisswein messen, aber nicht Rotwein oder Holundersaft.

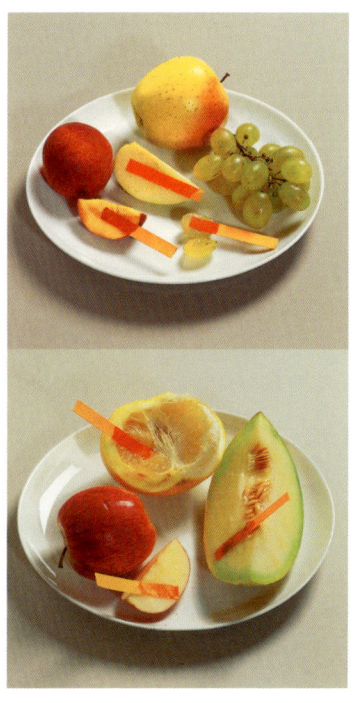

Wo stecken die meisten Mineralstoffräuber?

Die Reaktion zwischen Säure und Kalzium wird sichtbar, wenn sich in Kochtöpfen oder an Wasserhähnen Kalk festgesetzt hat; die Kalkschicht kann mit Essig entfernt werden. Um eine Pfanne zu entkalken, genügt es, saure Früchte, Beeren, Obstsaft, Sauerkraut, Rhabarber oder Hagebuttentee darin zu kochen. Die meisten in Nahrungsmitteln und Getränken enthaltenen Säuren bauen Kalk ab. Diese Säuren sind mit dem Geschmackssinn feststellbar. Es gibt aber auch Nahrungsmittel, die Oxalsäure enthalten. Diese kann über das Geschmacksempfinden nicht wahrgenommen und auch nicht mit dem Indikatorpapier gemessen werden. Oxalsäure ist in vielen Pflanzen enthalten und nach dem Kauen von stark oxalsäurehaltigem Gemüse, beispielsweise einem rohen Spinatblatt, an den Zähnen feststellbar. Der Zahnschmelz wird durch die Säureeinwirkung aufgeweicht, und die Zähne fühlen sich aufgeraut an. Häufig werden Früchte und Beeren zusammen mit Zucker gegessen, vor allem in Birchermüesli, Kompott oder Konfitüre. Dadurch werden Zucker und Säuren konsumiert. In einem Früchte-Joghurt sind sogar Fruchtsäure, Milchsäure und Zucker enthalten; solche Produkte betrachten wir als dreifache Mineralstoffräuber.

Eine Übersäuerung des Muskels ist die Ursache für einen Hexenschuss. Chronische Rückenschmerzen können dieselbe Ursache haben.

Wie erkennen Sie das Frühstadium einer Übersäuerung?

Erste Anzeichen einer Übersäuerung des Körpers können saures Aufstossen, Magenbrennen (Sodbrennen), Wadenkrämpfe, Hexenschuss, aber auch eine sauer riechende Ausdünstung (Käsefüsse) sein. Migräne und starke Verspannungen stehen gemäss unserer Erfahrung auch in

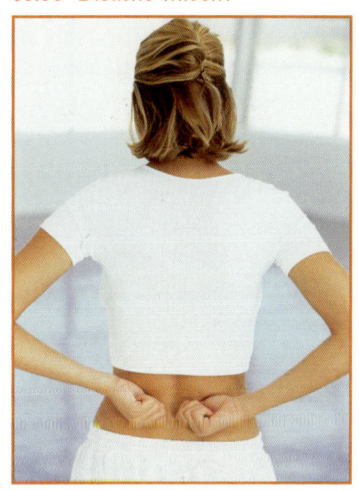

direktem Zusammenhang mit Übersäuerung. Erscheinungen wie Cellulite, Besenreiser und Krampfadern gehören ebenfalls dazu. Warum diese mehrheitlich Frauen betreffen, wird bei globaler Betrachtung des Problems sichtbar. Naturgemäss versuchen Frauen, gesünder zu leben. Sie essen mehr Salat, Gemüse, Obst und Sauermilchprodukte und weniger Fleisch und Eier als Männer. Also mehr saure Produkte, weil sie bis anhin glaubten, dass diese gesund seien und schlank machten.

Fassen wir zusammen
Sowohl die über Nahrungsmittel und Getränke zugeführten als auch die durch den Stoffwechsel entstehenden Säuren müssen vom Körper durch Mineralstoffe – die unsere Basenträger sind – neutralisiert werden. Bei reichlichem Genuss saurer Produkte kommt es zum Absinken der Basenreserven im Organismus und damit zum Substanzverlust in den Geweben. Um das Gewebe zu verbessern, gesund zu werden und zu bleiben, sollten keine Nahrungsmittel mit einem pH-Wert < 4 verzehrt werden.

Auch isotonische Sportgetränke enthalten grosse Mengen an Genusssäuren und entziehen Ihrem Körper Mineralstoffe. Das ruiniert Ihr Bindegewebe.

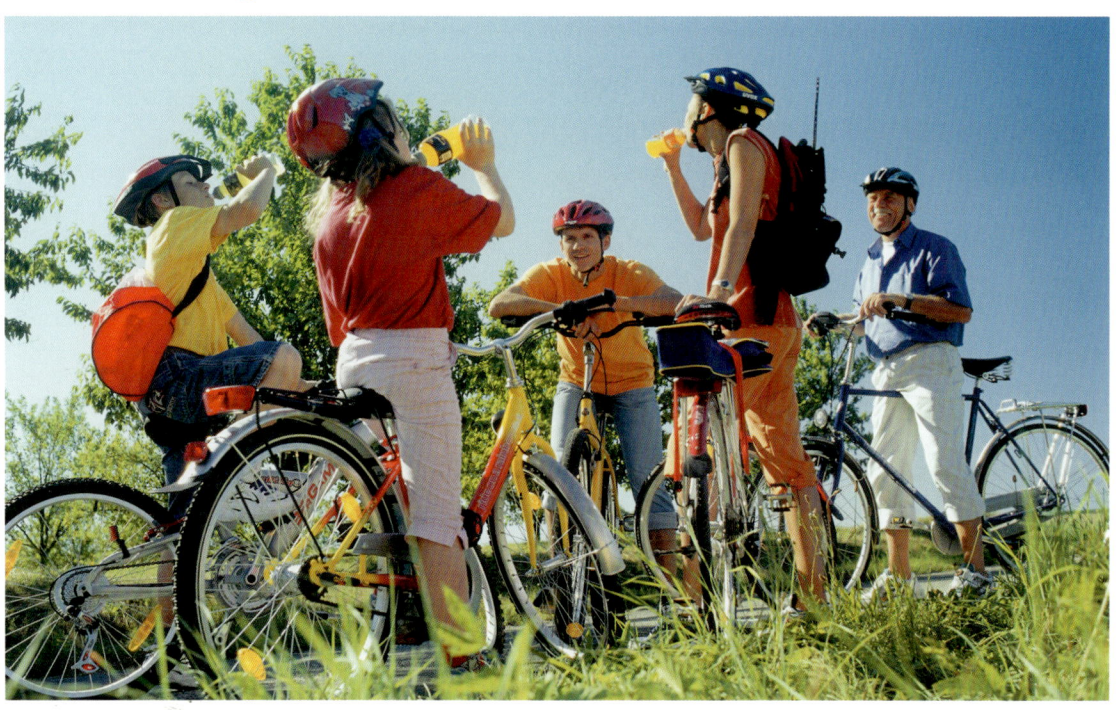

Sie können die Entsäuerung des Körpers aktiv unterstützen

Konsumieren Sie keine sauer schmeckenden Nahrungsmittel wie Zitrusfrüchte, saure Beeren oder anderes saures Obst; keine sauren Milchprodukte wie Joghurt, Kefir oder Quark. Ganz ungünstig wirken gezuckerte Getränke wie Cola, Fanta, Sprite usw. Grundsätzlich ist jedes Nahrungsmittel, dem Zucker hinzugefügt wurde, damit es überhaupt geniessbar wird, ruinös für Ihr Gewebe.

Zu Beginn kann es hilfreich sein, mit Hilfe von basischen Bädern die Entsäuerung über die Haut zu verstärken. Demselben Zweck dienen auch basische Duschlotionen. Entsprechende Produkte erhalten Sie in Drogerien oder anderen Fachgeschäften bzw. im Schaub-Institut. Lassen Sie sich vom Personal einfach kein pH-neutrales Duschgel aufschwatzen. Wir wollen ganz bewusst die Entsäuerung über die Haut fördern. Dazu benötigen wir Duschlotionen und Badesalze mit einem höheren pH-Wert als dem der Haut. Wenn die Haut nicht geschädigt ist, verträgt sie dies eine Weile lang gut.

Vorsicht ist bei Basenpräparaten zum Einnehmen geboten. Oft enthalten diese als Hilfsstoffe Milchzucker, Maltodextrin oder andere Zusätze. Diese sind in der kohlenhydrat- und säurearmen Ernährung nicht erwünscht. Achten Sie darauf, wenn Sie ein solches Produkt kaufen, dass es keine Hilfsstoffe, sondern nur reine Mineralstoffe enthält und keine Vitaminzusätze. Lassen Sie sich kein Produkt aufdrängen, das Sie nicht wollen. Es bekommt Ihnen nicht. Es gibt Produkte, die nur Mineralstoffe enthalten. Lassen Sie sich in der Apotheke oder Drogerie beraten. Zudem haben wir im Schaub-Institut ein Basenpulver entwickelt, das ohne Zusatzstoffe auskommt. Es kann bei uns bestellt werden. Während des ersten Monats der Ernährungsumstellung kann eine Unterstützung bei der Entsäuerung sinnvoll sein. Die Ernährungsumstellung selbst kann sie aber unter keinen Umständen ersetzen.

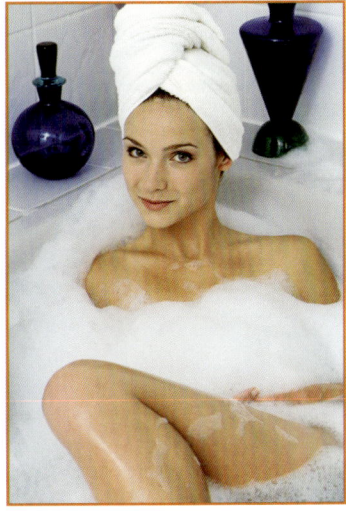

Regelmässig ein Basenbad hilft Ihrem Körper, sich effizient über die Haut zu entsäuren. Gönnen Sie sich mindestens zwei Mal pro Woche diese Wohltat. Produkte dazu erhalten Sie in der Drogerie, bei Ihrer Kosmetikerin oder bei uns im Schaub-Institut.

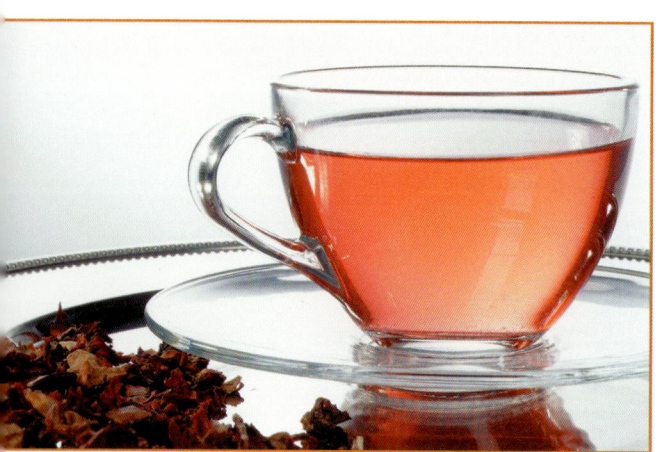

Trinken Sie keine harntreibenden oder sauren Tees. Die können sich sehr kontraproduktiv auswirken. Wohlschmeckende und gesunde Tees erhalten Sie bei uns im Institut.

Die Auswirkungen einer Übersäuerung auf die Figur

Übersäuertes Gewebe hat die Eigenschaft, Wasser zu speichern. Zwar kann mit harntreibenden Produkten eine Urinflut ausgelöst werden, doch das entmineralisierte Körpergewebe saugt sich umgehend wieder wie ein Schwamm voll. Brennnessel-, Schachtelhalm-, Birkenblätter- oder Nieren-/Blasentee zu trinken ist etwas vom Kontraproduktivsten, was sich Übergewichtige antun können; aber auch in Blutreinigungs-, Rheuma- oder Abführtees sind solche Pflanzenwirkstoffe enthalten. Dasselbe gilt für den Konsum von entwässernden Gemüsesäften oder Gewürzkräutern, beispielsweise Sellerie und Petersilie. Wie sich harntreibende Medikamente auswirken, kann man sich aufgrund nachfolgender Beschreibung denken. Die Bemühungen, den Organismus zu entwässern, bewirken gerade das Gegenteil. Der folgende Bericht aus dem Praxis-Alltag mag die Sachlage aufzeigen:

Praxisbericht

Eine Krankenschwester aus Deutschland war zu einem Kurs angereist. Sie wog 106 kg, und ihre Beine waren so dick, dass die Knöchel nicht mehr sichtbar waren. Durch die Ernährungsumstellung war die Frau nach einer Woche 6 kg leichter, und ihre Fesseln waren wesentlich abgeschwollen. Sie erzählte dann von ihren fruchtlosen Bemühungen, die Stauungen zu reduzieren. Sie hatte zweimal pro Woche einen Früchtetag eingehalten und beispielsweise nur Kirschen, Pfirsiche oder Trauben gegessen. In der Spargelzeit hatte sie oft ein ganzes Pfund Spargeln genossen und auch noch das Kochwasser davon getrunken. Am Morgen bereitete sie jeweils einen Krug harntreibenden Tee, den sie tagsüber leer trank. Insgesamt war ihre Verpflegung vorwiegend auf Vollwertkost ausgerichtet gewesen. Die Frau konnte die im Seminar erklärten Zusammenhänge an sich selber feststellen und führte so zu Hause die kohlenhydrat- und säurearmen Ernährung weiter. Sie liess von Zeit zu Zeit von sich hören, und nach einem Jahr lag ihr Körpergewicht bei 68 kg.

Basische Nahrungsmittel	Saure Nahrungsmittel (abzuraten)
Getränke Brunnen-, Quell- und Leitungswasser Mineralwasser ohne Kohlensäure Alle Tees ausser den unter sauer aufgeführten Bohnenkaffee Kakao Sahne/Vollrahm Schwarz- und Grüntee	**Getränke** Mineralwasser mit Kohlensäure Lauretana-Mineralwasser Wein Obst-, Trauben-, Orangen-, Grapefruit-, Zitronensäfte, Süssmost Fruchtsafthaltige und gesüsste Tafelwasser, Sauermilch und Molkegetränke, Sauerkraut- und Gemüsesäfte, Essigwasser, Hagebutten-, Karkade-, Fruchtschalentee Eistee, isotonische Getränke
Milchprodukte Tafel- und Frischkochbutter, Bratbutter (Butterschmalz). Alle Käse von fester Konsistenz, Ziegen- und Schafkäse Camembert, Weiss- und Blauschimmelkäse, Mascarpone, Ricotta/Topfen, Sahne/Vollrahm, Doppelrahm	**Milchsäurehaltige Produkte** Joghurt, Quark, Kefir, Molke, Sauermilch, Buttermilch, saurer Rahm, Bifidus, quarkähnlicher Frischkäse, Kräuter-, Gewürz-, Nusskäse, Mozzarella
Fleisch und Fisch Alle Fleischarten sind basisch Alle Fischarten sind basisch Alle Meeresfrüchte sind basisch Eier	
Hülsenfrüchte und Gemüse Geschälte Puffbohnen, Erbsen, Linsen, Mungobohnen, Kastanien, Glasnudeln aus Mungobohnen, geschälte Tomaten, Peperoni, Meerrettich, Blumenkohl, Broccoli, Kartoffeln, Avocados	**Hülsenfrüchte und Gemüse mit Oxalsäuren** Grüne Mungobohnen, Sojabohnen, Sojamehl, Sojamilch, Tofu, industriell aufbereitete Sojaprodukte und -saucen Spinat, Spargeln, Sellerie, Lauch (Porree), Randen (rote Bete), Sauerkraut, Brennnesseln, die grünen Blätter von Mangold, Lattich, Rhabarber

Basische Nahrungsmittel	Saure Nahrungsmittel (abzuraten)
Salate Endivien, Chicorée, Chinakohl, Spitzkohl, Kohl, Gurken, Karotten, Radieschen, Kopfsalat, Rettich, Nüsslisalat (Feldsalat), Rucola, Löwenzahn, Kapuzinerkresse	**Salate mit Oxalsäuren** Spinat-, Brennnessel-, Sauerampfer, Sauerkleesalat, rohes Sauerkraut, alle Arten von Keimlingen, Randen
Früchte mit einem niedrigen Anteil an Fruchtsäuren Süsse Äpfel, Birnen, Bananen, Melonen, süsse Trauben, Kaki, Sharonfrucht, Pomelo, Mango, Papaya, süsse Ananas, frische reife Feigen, reife Kirschen, reife Pfirsiche, reife Aprikosen, reife Zwetschgen, reife Pflaumen, reife Nektarinen, Oliven	**Früchte mit einem hohen Anteil an Fruchtsäuren** Saure Äpfel, Birnen, Orangen, Mandarinen, Grapefruits, Zitronen, Kiwi, Heidelbeeren, rote, weisse, schwarze Johannisbeeren, Holunder, Sanddorn, Erdbeeren, Himbeeren, Brombeeren, Heidelbeeren, Stachelbeeren
Nüsse Alle Arten von Nüsse sind basisch. Ohne Probleme im Verdauungsapparat können diese hin und wieder verzehrt werden. Pilze können verzehrt werden, wenn sie vertragen werden und keine Blähungen verursachen.	**Getreide** Alle Arten von Getreide enthalten Phytinsäuren: Roggen, Weizen, Reis, Mais, Hirse, Gerste, Dinkel, Amaranth, Hafer, Quinoa usw.

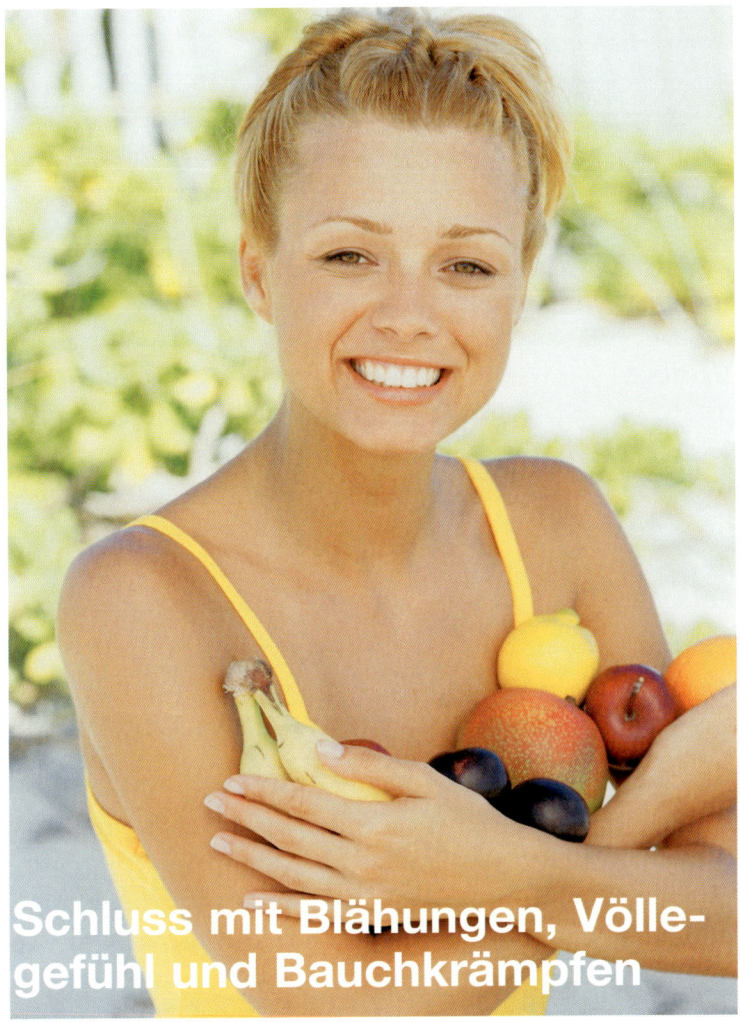

Schluss mit Blähungen, Völlegefühl und Bauchkrämpfen

Heute wird der Bevölkerung ballaststoffreiche Rohkost empfohlen, um vital, schlank und gesund zu bleiben. Fünfmal am Tag Früchte geniessen, heisst es. Vielen Menschen bekommt das jedoch schlecht. Warum das so ist, wollen wir in diesem Kapitel genauer betrachten. Ferner widmen wir uns der Frage, ob Rohkost dem Menschen überhaupt zuträglich ist.

Zu Beginn des 20. Jahrhunderts war die Ernährungssituation – insbesondere in den Städten – ziemlich schlecht. Es war das Zeitalter der Industrialisierung. Die Menschen kamen in die Städte, weil sie dort Arbeit fanden, doch bei den niedrigen Löhnen fehlte das Geld, um hochwertige Lebensmittel zu kaufen. Man lebte von Hafer-, Mais- und Griessbrei, also vorwiegend von «leeren» Kohlenhydraten; hartes Weissbrot wurde in Milchkaffee eingeweicht. Frisches Gemüse und Obst, wie wir es heute täglich im Supermarkt finden, gab es damals nur selten zu kaufen, Fleisch konnten sich die Menschen mehrheitlich nicht leisten. Die Ernährung war ausgesprochen vitamin- und mineralstoffarm.

In dieser Zeit traten die ersten Ärzte in Erscheinung, die in der mangelhaften Ernährung den Grund für den schlechten Gesundheitszustand der Stadtbevölkerung sahen. Sie forderten die Rückkehr zu einer naturbelassenen Ernährung, wie sie auf dem Lande, wo Obst und Gemüse zur Verfügung stehen, noch üblich war. In den Dreissiger- und Vierzigerjahren wurde die Bedeutung der Vitamine genauer erforscht, und man fand diese v. a. in Frischpflanzen. Der Ruf nach so natürlicher Nahrung wie möglich wurde laut. Aus diesem Grund wurde 1936 in der Schweiz durch bundesrätlichen Beschluss das Weissbrot durch dunkles Ruchbrot ersetzt. Dr. med. Max Bircher-Benner empfahl Rohkost und sein heute weltbekanntes Birchermüsli. Weil das Argument, eine vollwertige Ernährung sei gesünder, überzeugte, entschieden sich immer mehr Menschen für eine vegetarische Lebensweise. Es bildeten sich Vegetariervereinigungen. In grösseren Städten wurden Reformhäuser eröffnet, und Gärtnereien begannen biologisch zu produzieren.

Naturbelassenheit bedeutet auch den Verzicht auf jegliche vermeidbare Verarbeitung. Kein Tier kocht sein Gemüse oder bäckt Brötchen, lautete die Devise. So wurde Vollwert- mit Roh- und Körnerkost gleichgesetzt. Mit unerhitzter Frischkost würden dem Körper alle in den Lebensmitteln enthaltenen gesundheitsfördernden Inhaltsstoffe in ursprünglicher Form und Menge zugeführt, dachte man. Fleisch und andere tierische Produkte wurden aus gesundheitlichen oder ethischen Gründen abgelehnt.

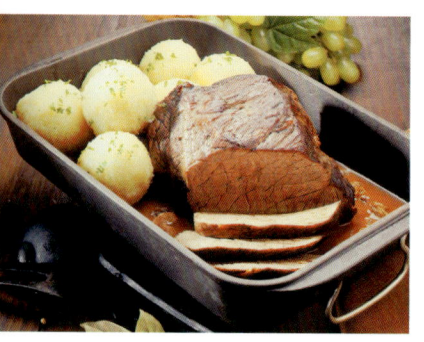

Das Kochen macht die Nahrungsmittel für uns erst bekömmlich und verdaubar.

Heute werden auch ökologische und sozialpolitische Aspekte gegen den Fleischkonsum angeführt. Prof. Claus Leitzmann vom Institut für Ernährungswissenschaft in Giessen empfiehlt deshalb, die Hälfte der Nahrungsmenge als «unerhitzte Frischkost» zu verzehren, dafür wenig Fleisch zu essen. Empfohlen wird Biokost, um die Umwelt zu schonen. Zusatzstoffe sollten möglichst vermieden werden, ebenso bestrahlte und genmanipulierte Nahrung. Mit der Vollwert-Ernährung sollen Gesundheit, Lebensqualität, Schonung der Umwelt und soziale Gerechtigkeit weltweit gefördert werden. Das sind hohe ethische Grundsätze, sie sollten für alle beispielhaft und nachahmenswert sein. Auch der Menüplan wirkt auf den ersten Blick recht appetitlich: knackiges Gemüse, kerniges Getreide, süsse Früchte, frisches Gemüse und Obstsäfte mit vielen Vitaminen drin. Eigentlich sollte sich eine solche Ernährungsweise wie ein Buschfeuer verbreiten. Warum aber macht es nur so viel Mühe, die Leute von ihren alten Ernährungsgewohnheiten abzubringen und sie dieser gesunden Lebensform zuzuführen?

Ganz einfach: Der Mensch muss das, was er isst, auch verdauen können. So überzeugend all diese Vollwerttheorien sind, unser Verdauungsapparat kann solche Mengen Grünzeug ganz einfach nicht bewältigen. Der Mensch hat keinen Pansen (besonderes Organ) wie Pflanzen fressende Tiere zum Verdauen von Faserstoffen. Unsere haarigen Vorfahren assen vor ca. 5 Millionen Jahren ganz sicher Rohkost, jedoch auch in Form von Maden, Raupen, Würmern und Käfern sowie Beeren und Waldfrüchten, die sich als Nahrung eigneten. Als sie sich dann auf die Hinterbeine erhoben und in die Savanne zogen, lernten sie vor ca. 1,5 Millionen Jahren das Feuer kennen. Zudem begannen sie mit Werkzeugen umzugehen und konnten einen Teil der Nahrung verarbeiten. Es wurde dem Menschen möglich, effizienter zu jagen und die Beute zu zerlegen. Das Feuer half ihm, die bis anhin unverdaulichen Knollenfrüchte und andere schwer verdauliche Pflanzen geniessbar zu machen. Ab diesem Zeitpunkt vergrösserte sich entwicklungsgeschichtlich bedingt das Gehirn des Homo erectus, des aufrecht gehenden Menschen. In Fachkreisen wird diskutiert, ob dies im Zusammenhang mit der Veränderung der Ernährung stattgefunden hat. Diese Annahme liegt nahe, denn das Hirn ist, wie bereits erwähnt, ein enormer Energieverbraucher. Erst mit einer effizienten Nahrungsbeschaffung war sichergestellt, dass es genügend Brennstoff erhält.

Pflanzenfresser verbringen die meiste Zeit des Tages mit der Futtersuche. Ein Elefant frisst während 18 Stunden am Tag, eine Kuh inklusive Wiederkäuen 16 Stunden. Ein Mensch verbringt durchschnittlich nur eben eine Stunde mit Essen. Je grösser der Pflanzenanteil an der Nahrung ist, desto länger muss der Darm sein und desto mehr Energie muss für den Verdauungsprozess aufgewendet werden. Pflanzen sind aufgrund ihrer Abwehrstoffe und unverdaulichen Ballaststoffe schwieriger aufzuspalten als tierische Eiweisse. Raubtieren reicht ein kurzer Darm, Pflanzenfresser brauchen einen längeren. Alle Raubtiere haben kleine Darmpakete, Pflanzenfresser haben runde Bäuche. Beim Menschen hat sich der gesamte Verdauungsapparat hin zum Allesesser entwickelt. Beginnend bei den Zähnen und dem Kiefer bis hin zum Darm, dessen Länge zwischen der von Pflanzen- und der von Fleischfressern liegt. Ein Primat wie der Schimpanse, der sich mehrheitlich von Pflanzen ernährt, hätte, wäre er so gross wie ein Mensch, ein doppelt so langes Gedärme wie wir. Im Laufe der Zeit verfeinerte der Mensch die Verarbeitung von Nahrungsmitteln immer mehr. Er lernte verschiedene Zubereitungsverfahren für pflanzliche Rohstoffe kennen, wodurch er seinen Darm entlasten und seine Lebensmittelauswahl vergrössern konnte.

Ein Beispiel
Vor einigen Jahren landete mehr als die Hälfte der Teilnehmer eines Vegetarierkongresses im Spital. Sie hatten rohe Bohnen gegessen. Dass es zu einer Vergiftung kam, liegt an den Schutzstoffen gegen Frassfeinde. Die meisten Pflanzen entwickeln Schutzstoffe, um sich vor dem Gefressenwerden zu schützen, und solche Stoffe bekommen

auch uns Menschen nicht. Erst durch den Kochvorgang werden Leguminosen (Bohnengewächse) für den Menschen geniessbar. Wie die Teilnehmer des Vegetarierkongresses schmerzlich erfahren mussten, funktioniert die Strategie der Bohnen noch heute vortrefflich. Die Erfindung des Kochens war ein entscheidender Schritt in der Evolution des Menschen. Dadurch erweiterte sich sein Nahrungsangebot, und er gewann Zeit und Energie für andere Tätigkeiten.

Die Verarbeitung von Nahrungsmitteln ist aufwändig, aber sie ist vorteilhaft für das Überleben. Durch den Kochvorgang werden zum Beispiel krank machende Erreger abgetötet. Schicken Sie einen Rohköstler nach Asien oder Indien. Innerhalb weniger Tage wird er, von allen möglichen Darminfekten und Parasiten gepeinigt, krank werden. Rohkost wird erst mit den heutigen Hygienestandards möglich. Wäre die naturbelassene Nahrung die beste und gesündeste und würde sie einen Überlebensvorteil bieten, dann wäre sie bei den Naturvölkern auch heute noch zu beobachten. Etwas ganz anderes aber ist der Fall. Ihre Verarbeitungstechniken sind genau so aufwändig wie unsere. Lediglich bei den Nanuks im hohen Norden werden mehrheitlich rohe Nahrungsmittel verzehrt. Das ist jedoch keine Pflanzenkost, sondern gejagte Beute. Und wenn die Nanuks die Möglichkeit haben, ihre Nahrung zu kochen, dann tun sie es auch. Wer also heute den Verzicht auf den Kochtopf verlangt, will weiter zurück als in die Steinzeit. Er müsste womöglich sein Gehirn gegen einen längeren Darm, ein anderes Immun- und Stoffwechselsystem austauschen.

Im August 2001 titelte die «Medizin-Zeitung» Nr. 6: «Ballaststoffe schützen nicht vor Krebs, erhöhtes Darmkrebs-Risiko bei zu viel Fasern. Ballaststoffreiche Ernährung schützt entgegen der weit verbreiteten Auffassung nicht vor Darmkrebs. Bestimmte Fasern aus Getreide, Obst und Gemüse können das Krebsrisiko sogar erhöhen.»

Die deutsche Fachzeitung «Ärztliche Praxis» berichtet über die seit 16 Jahren laufende Bostoner Studie an 88000 Krankenschwestern, die den gesundheitlichen Nutzen von ballaststoffreicher Kost in Frage stellt. Demnach schützen diese Nahrungsbestandteile weder vor Darmkrebs noch vor der Bildung von Darmpolypen. Während seit den frühen Siebzigerjahren eine ballaststoffreiche Ernährung als gesund propagiert wird, wächst der Kreis von Experten, die genau das Gegenteil behaupten. Der veröffentlichte Report der Bostoner Studie stellt sogar einen Zusammenhang zwischen ballaststoffreicher Ernährung und der Neubildung von Krebsgeschwüren in Dick- und Mastdarm fest. Laut dieser Studie erhöhte sich das Darmkrebsrisiko bei Personen, die am meisten Gemüse verzehrten, um 35%. Offenbar sind viele Fasern nicht so gut für unseren Darm. Manche Ballaststoffe, besonders die in den so genannten Nahrungsergänzungsmitteln enthaltenen, werden rasch fermentiert und lösen eine Vermehrung von Darmbakterien aus. Andere wiederum stehen im Verdacht, Zellteilungsvorgänge zu stimulieren, die bei der Bildung von Krebs eine Rolle spielen.

Dennoch plädiert Professor Goodlad (Verfasser der Studie) dafür, auch weiterhin reichlich Ballaststoffe zu essen. Schliesslich seien darin wertvolle Vitamine und Mineralstoffe enthalten. Auch handle es sich wegen des geringen Fett- und Kaloriengehalts um gesunde Kost. Dabei sollten Obst, sowie Gemüsefasern gegenüber Getreidefasern bevorzugt werden.

Diese Aussagen verwundern. In den Neunzigerjahren hiess es, dass in Afrika praktisch kein Dickdarmkrebs vorkomme. Das liege an der schlackenreichen Kost, die Afrikaner verzehrten. Ebenso gut könnte man sagen, das liege an der vermehrten Sonneneinstrahlung. Es werden Grössen miteinander in Verbindung gebracht, die in Tat und Wahrheit nichts miteinander zu tun haben. Als wenn man sagte, dass mit der Zunahme der Schuhgrösse das Einkommen steigt. Männer haben die grösseren Füsse als Frauen und im Durchschnitt ein höheres Einkommen.

Das eine hat mit dem anderen überhaupt nichts zu tun. Doch in ihrer Hilflosigkeit wenden Wissenschaft und Medizin solche Beweisführungen an. Die Kernaussage Goodlads, nämlich nichts an den Ernährungsgewohnheiten zu ändern, obwohl das Darmkrebsrisiko um rund 35% steigt, erstaunt doch sehr. Spätestens jetzt sollte uns bewusst werden, dass wir auf diesem Weg längst nicht immer glaubwürdige und gesicherte Informationen erhalten.

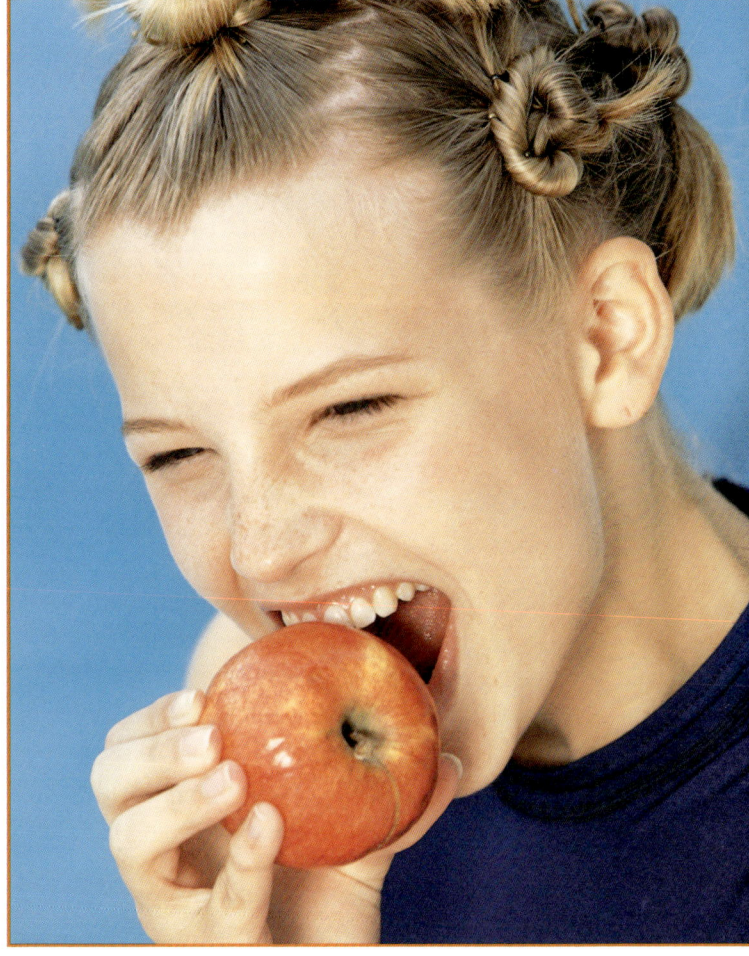

Äpfel sollten Sie vor dem Verzehr auf alle Fälle schälen. Sie werden bekömmlicher und verhindern einen geblähten Bauch.

Was wir mit Sicherheit sagen können, ist: Rohkost hat bis auf das, dass sie massive Blähungen und aufgedunsene Bäuche verursacht, keine positiven Auswirkungen auf unseren Gesundheitszustand. Vielmehr stellen wir fest, dass eine Ernährung, die fünfmal am Tag Früchte, Gemüse und Salat vorsieht, wie sie heute propagiert wird, vielen Menschen ganz und gar nicht bekommt. Auch wird empfohlen, das Obst nach Möglichkeit nicht zu schälen, weil in und unmittelbar unter der Schale die meisten Vitamine steckten. Erstens ist das ein Ammenmärchen, und zweitens sollten wir einen Blick in den Zoo werfen. Unsere haarigen Verwandten schaben das Fruchtfleisch mit den Zähnen von der Schale ab und werfen diese weg. Wen wundert's, denn die Schale ist unverdaulich und beinhaltet die besagten Schutzstoffe gegen Frassfeinde. Diese Schutzstoffe bekommen den Affen und uns schlecht, belasten unseren Verdauungsapparat und verursachen bei reichlichem Konsum ziemlich heftige Bauchschmerzen.

Grundsätze der Ernährungslehre
Professor Dr. Karl Pirlet, ehemaliger Ordinarius für Ernährungslehre und physikalische Therapie an der Universität Frankfurt, verfasste 1992 einen Aufsatz zur Problematik der Vollwerternährung, in dem er die wichtigsten Punkte einer vernünftigen Ernährungslehre festhielt. Auf der Suche nach der gesunden Ernährung sind seine Aussagen unseres Erachtens absolut gültig. Wir möchten diese im Original-Wortlaut wiedergeben.

«Jede präventive und therapeutische Diätetik hat zwei Grundsätze zu beachten:
1. *Wir müssen dem Körper die Stoffe zuführen, die er zur Deckung seines Energiebedarfes und zur Erneuerung seiner im steten Wechsel befindlichen Strukturen braucht. Darum sollten wir die Nahrungsmittel so auswählen und so behandeln, dass eine ausreichende Zufuhr an diesen Grundstoffen gewährleistet ist. Also hochwertig, aber nicht unbedingt höchstwertig und naturbelassen. Denn:*
2. *Wir dürfen dem Körper nur so viel zuführen, wie er ordnungsgemäss verarbeiten kann. Wir dürfen ihm nur das anbieten, was er leicht verdaut, im intermediären Stoffwechsel schlackenfrei umsetzt und schliesslich über Nieren, Lunge, Haut und Darm restlos ausscheiden kann.»*

Beiden Forderungen gerecht zu werden ist schon beim Gesunden schwierig, erst recht beim Verdauungsgestörten und Verdauungskranken, vor allem beim älteren Menschen. Naturbelassene Nahrungsmittel – wie rohes Getreide (Flocken), rohe Blätter, rohe Wurzeln und Nüsse – sind schwer verdaulich, dadurch für viele Menschen unbekömmlich. Was aber unverdaut bleibt, das wird im Darm von Bakterien zersetzt. Durch Gärung und Fäulnis entstehen toxische (giftige) und mutagene (Krebs erzeugende) Substanzen, die von der Darmschleimhaut, unserem Wurzelsystem, mit den Nahrungsstoffen in den Körper aufgenommen werden (Benzolderivate, Fuselalkohole). Es kommt zur Vergiftung vom Darm in den Körper hinein. Diese «intestinale Autointoxikation» schädigt zunächst die Darmschleimhaut selbst, dann das in der Schleimhaut und hinter der Schleimhaut liegende Immunsystem. Die Vorzüge einer naturbelassenen Kost werden zunichte gemacht. Die schädlichen Fol-

gen zeigen sich – neben frühen Zeichen der Unverträglichkeit – oft erst nach Jahren oder Jahrzehnten: Erkrankungen der Verdauungsorgane, chronifizierte Katarrh- und Infektionszustände, Entwicklung einer arteriellen Gefässklerose, entzündliche und degenerative Erkrankungen des Bewegungsapparates (Rheuma und Arthrose, A. d. A.★), auch Neoplasien (Krebs, A. d. A.). Schäden sind wesentlich häufiger als der bisher kaum belegte, aber immer wieder behauptete Nutzen. Gesunde werden krank; Kranke werden nicht gesund.

«Naturgemäss» kann nur eine Ernährungsweise sein, die der Natur des Einzelnen, der Natur des Kranken gemäss ist. Der diätetisch («Dietaia» gr. = Lebensführung, A. d. A) erfahrene Arzt muss – gemeinsam mit dem zu Beratenden – abschätzen, was in die therapeutischen Überlegungen, auch in die präventiven (vorsorgenden, A. d. A.) Empfehlungen, einzubringen ist: Lebensalter, konstitutions-typologische Eigenart, Ernährungsgeschichte, Leistungskapazität der Verdauungsorgane, Leistungszustand der intermediären Stoffwechselsysteme, individuelle Unverträglichkeiten, Nahrungsmittelallergien und vieles andere. Eine Ernährungsweise, die sich monoman an der Vollwertigkeit, an der Nährstoffdichte der Nahrungsmittel orientiert, aber die jeweiligen Besonderheiten des Nahrungskonsumenten, die Not des Patienten, übersieht oder vernachlässigt – eine solche Ernährungsweise kann aus wissenschaftlicher und ärztlicher Sicht nicht als vernünftig bezeichnet werden.

DER MENSCH IST DAS MASS ALLER DIÄTETIK – NICHT DAS NAHRUNGSMITTEL!

Der Reizdarm

Aufgrund unserer eigenen Erfahrungen können wir jeden Satz bestätigen. Seit Jahren treffen wir in unserer Beratungspraxis immer wieder die gleiche Situation an: Mehrheitlich Frauen, die sich um eine gesunde Lebensweise bemühen, kommen mit diffusen Beschwerden zu uns. Um jugendlich und schlank zu bleiben, verzehren sie reichlich Früchte, Gemüse und Salat. Die Frauen sind gebläht und haben vom Arzt die Diagnose «Reizdarm» erhalten. Sie berichten oftmals, sie fühlten sich, als seien sie

★A.d.A. = Anmerkung des Autors

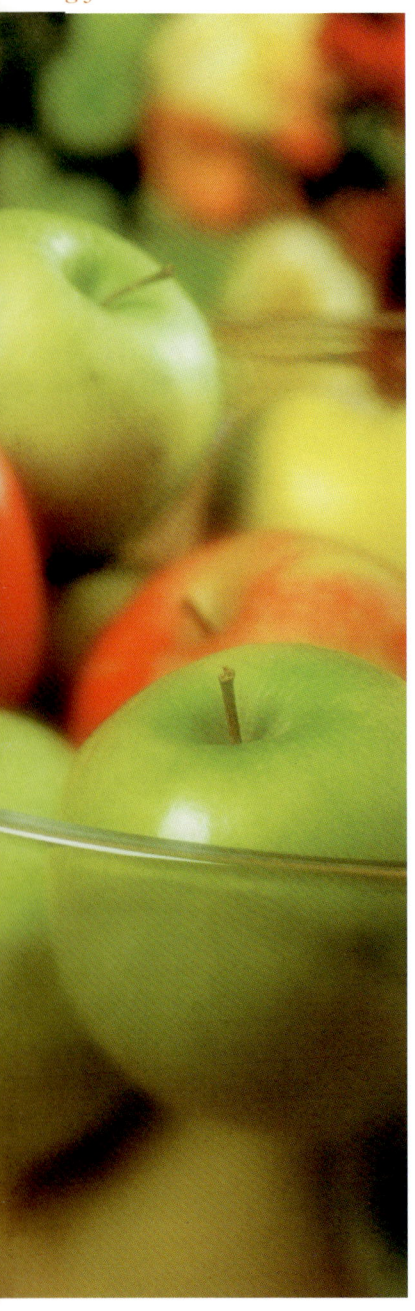

Ballaststoffe, wie die Schalen von Äpfeln, vergären im Darm. Dabei entstehen Gärgase, die massive Blähungen und Völlegefühl verursachen können.

im 5. Monat schwanger, so stark sei der Bauch gebläht. Die Haut macht ihnen zu schaffen, und ihr Bindegewebe ist schlecht. Nicht selten nehmen sie seit Jahren Abführmittel, denn durch die Entleerungen fühlen sie sich etwas entlastet. Wenn sie unseren Rat befolgen und den Anteil Rohkost senken sowie zu eiweisshaltigen Nahrungsmitteln wechseln, verschwinden die Beschwerden in der Regel innert weniger Tage, auch wenn sie vorher jahrelang bestanden haben. Am Abklingen solcher Symptome können wir erkennen, dass die Ernährung nunmehr der Verdauungsleistung angepasst ist.

Ballaststoffe haben einen weiteren Effekt: Sie dehnen die Darmwände stark. Die Dehnung kann durch den Gasdruck zum Teil so gross sein, dass es zu so genannten Divertikeln kommt. Das sind Aussackungen, wobei sich in der Darmwand Taschen bilden, die sich entzünden können. Man spricht dann von einer Divertikulitis. Leider wird davon Betroffenen ausgerechnet faserreiche Kost empfohlen, die doch die Divertikel gerade verursacht. Meist wird den Patienten auch nahe gelegt, zur Regulierung der Darmtätigkeit Kleie einzunehmen. Dieser Rat ist absolut gesundheitsschädigend. Der bekannte Mayr-Arzt Dr. Ernst Kojer berichtete, er habe bei Darmoperationen festgestellt, dass sich bei Patienten, die Kleie oder kleiehaltige Produkte konsumiert hatten, feinste Kleiestacheln wie in ein Nadelkissen in die Darmschleimhaut gebohrt hätten. Diese führten zu chronischen Entzündungen und therapieresistenten Reizungen der Darmschleimhäute.

Rohkost kann dem Darm schaden
Der Ruf nach möglichst viel Rohkost ist wohl gut gemeint, sie überlastet und schädigt jedoch den Verdauungsapparat in verschiedener Hinsicht. Rohkost verursacht Blähungen und fördert die Bildung von Gärungsalkoholen wie Propanol, Methanol, Butanol und Äthanol. Diese giftigen Substanzen werden vom Organismus aufgenommen und belasten ihn. Fatalerweise sind es insbesondere die allgemein für sehr gesund und hochwertig gehalte-

nen Nahrungsmittel – Früchte, Rohkostsalate, Sauermilch- und Vollkornprodukte sowie Obst-, Frucht- und Gemüsesäfte, die sehr schnell und intensiv in Gärung übergehen, wobei sich bedenkliche Mengen von schädlichem Alkoholfusel entwickeln. Dabei entstehen im Darm Gärgase: bis zu acht Liter pro Tag, was dem Volumen eines Putzeimers entspricht. Vielleicht erklärt das, warum sich manche Menschen fühlen, als hätten sie einen Ballon im Bauch. Bei der Massagebehandlung ist bei Betroffenen oft auch eine Leberschwellung zu konstatieren. Der Abgang von viel Wind, leichte Erregbarkeit, abwechselnd mit grosser Müdigkeit, und vielfach auch Schlafstörungen sind weitere Symptome solcher Zersetzungsvorgänge. Zu grosse Nahrungsmengen, zu viele verschiedene Gerichte in einer Mahlzeit, zu schwer aufspaltbare Kost (Roh und Vollwertprodukte) oder ungeeignete und gärfreudige Nahrungsmittel und Getränke sind auch von einem gesunden Verdauungsapparat kaum zu bewältigen.

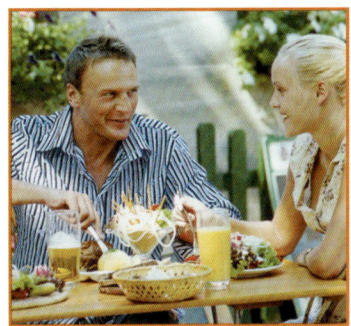

Eine fatale Mischung. Fruchtsäfte und Salate verursachen eine intensive Darmgärung. Brot dazu verschlimmert die Situation. Wer es nicht glaubt, kann es ausprobieren.

Die Verdauungskapazität ist von Mensch zu Mensch sicherlich unterschiedlich. Was für den einen bekömmlich ist, überfordert vielleicht den anderen. Zudem ist auch die Verdauungsleistung von Gesunden nicht konstant. Mangel an Bewegung und frischer Luft, Müdigkeit, Stress und auch psychische Belastungen vermögen sie zu beeinträchtigen, während eine frohe Gemütslage und Erholungspausen sie verbessern können. Damit haben wir zu leben. An uns ist es, die Nahrungszufuhr durch entsprechende Zusammensetzung, Zubereitungsart, angemessene Mengen und vernünftige Essgewohnheiten nach Möglichkeit zuträglich zu gestalten. Noch niemand ist mit hastigem oder zu viel Essen, schlechtem Kauen oder In-die Müdigkeit-oder-den-Ärger-Hineinessen gesünder geworden.

Langsames und genussvolles Essen ist von Vorteil. Erst nach 20 Minuten setzt das Sättigungsgefühl ein.

Der unstillbare Hunger

Das natürliche Sättigungsgefühl zeigt an, wann wir genug gegessen haben. Es gibt jedoch Menschen, die immer hungrig sind. Der Sättigungsreflex kann durch ver-

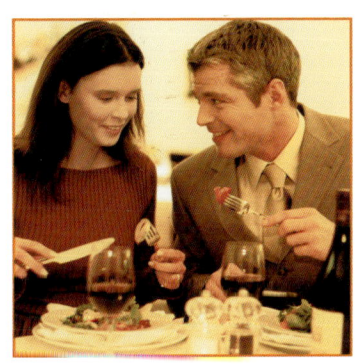

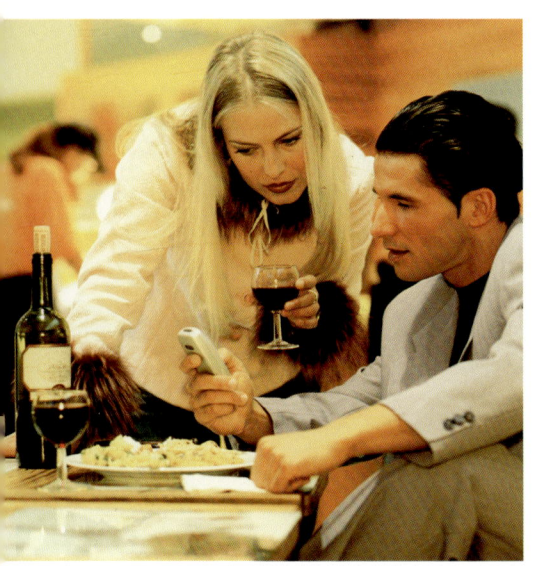

Legen Sie das Handy beim Essen zur Seite, sehen Sie nicht fern und führen Sie keine hitzigen Diskussionen. Wenn Sie nicht abgelenkt sind, fühlen Sie viel schneller, wann Sie genug haben und essen damit viel weniger.

schiedene Mechanismen irritiert sein, sehr oft ist es ein stark ausgeweiteter Magen. Bei überwiegend pflanzlicher Kost werden relativ grosse Mengen ballaststoffreicher Nahrungsmittel verzehrt. Dadurch wird der Inhalt des Verdauungstrakts voluminös. Desgleichen bei der Einnahme von Präparaten, die Quellstoffe enthalten. Man beabsichtigt damit, ein Völlegefühl zu vermitteln in der Meinung, Übergewichtige würden dann weniger essen. In der praktischen Umsetzung funktioniert dies nicht. Bei Überfüllung der Verdauungswege können die Nährstoffe von den Darmzotten nur noch ungenügend aufgenommen werden. Dadurch werden die Körperzellen unzureichend ernährt und signalisieren Hunger bei vollem Bauch.

Das Sättigungsgefühl tritt normalerweise etwa 20 Minuten nach Beginn einer Mahlzeit ein. Um einen gestörten Sättigungsreflex in Ordnung zu bringen, sollte ausgiebig und lange gekaut werden. Der Geschmack ist ohnehin nur im Mund wahrnehmbar. Wenn wir die Nahrungsmittel hinunterschlingen, bringen wir uns auch um den Essgenuss. Gut gekaute Nahrung wird im Magen und Darm leichter aufgespalten und zu für den Organismus gut verwertbaren Nährstoffen umgebaut und dadurch werden auch die Körperzellen besser ernährt. Bei Essstörungen sollte man feste Essenszeiten bestimmen und eine für die Verdauungsorgane zumutbare Portion auf den Teller geben. So viel wird gegessen und nicht mehr. Zu Beginn der Kostumstellung kann der ausgeleierte Magen mit einem Leeregefühl auf die ungewohnte Situation reagieren. Mit der Zeit straffen sich die Magenwände jedoch, und der Magen wird kleiner. Ganz wesentlich ist, dass Sie sich auf das Essen konzentrieren und nicht nebenbei Zeitung lesen oder fernsehen.

Aus diesen Gründen empfehlen wir:
Früchte nur in der ersten Tageshälfte und nur geschält verzehren. Entweder Früchte oder Gemüse oder Salate in einer Mahlzeit. Am Abend keine Früchte, Gemüse

oder Salate mehr essen. Was Sie stattdessen zu sich nehmen können, erfahren Sie weiter hinten.

Nahrung und Verdauung
Aus den vorangehenden Abhandlungen wird ersichtlich, wie viele Faktoren am Stoffwechselgeschehen beteiligt sind. Das Kalorienzählen dürfen Sie bei der kohlenhydrat- und säurearmen Ernährung zwar vergessen, doch es gilt, andere Faktoren zu beachten. Was wir an Nahrung zu uns nehmen, muss richtig verdaut werden. Verdauung ist nicht mit Ausscheidung (Stuhlgang) gleichzusetzen. Die Verdauung beginnt im Mund mit dem richtigen Kauen. Im Magen, Zwölffinger- und Dünndarm wird die Nahrung durch weitere Verdauungsenzyme aufgeschlossen und in Nährstoffe umgewandelt. Diese treten durch die Darmwände ins Blut über und werden als Bau- und Betriebsstoffe zu allen Körperzellen transportiert. Werden bekömmliche Nahrungsmittel in zuträglichen Mengen verzehrt und somit auch ordentlich verdaut, entstehen daraus gute Nährstoffe. Werden zu viele, schwer verdaubare, ungeeignete oder ein grosses Durcheinander an Esswaren konsumiert, kann der Verdauungsapparat sie nicht genügend aufschliessen. Dadurch kommt es zu Zersetzungsvorgängen (Gärung und Fäulnis) in den Verdauungswegen. Die schlechten Stoffe werden jedoch nicht einfach ausgeschieden, auch sie werden vom Blut aufgenommen und den Körperzellen zugeführt. Es sind solche minderwertigen Nährstoffe, die den Körper verunstalten, Beschwerden verursachen und ihn krank machen.

Wenn jemand fünf oder sieben verschiedene Arbeiten gleichzeitig ausführen soll, wird er keine davon sorgfältig verrichten können. Dies erst recht nicht, wenn ihm bereits wieder neue Aufträge zugemutet werden, ehe er mit den vorhergehenden fertig ist. Damit dürfte dargelegt sein, was bei der Verdauung geschieht, wenn zu viel, zu oft und zu vielerlei gegessen wird. Die Art und Weise der Nahrungszufuhr ist ein wichtiger Faktor; ebenso von Bedeutung ist jedoch der Zustand der Verdauungsorgane. Die Verdauungsleistung ist von Mensch zu Mensch unterschiedlich, und auch die Tageszeit sowie die körperliche und psychische Verfassung wirken sich auf die Verdauungsfunktionen aus. Ob wir froh gestimmt oder missgelaunt, ausgeruht, gestresst oder müde sind: Entsprechend wird das, was wir essen, mehr oder weniger gut verdaut. Mit einer kleinen Ruhepause vor den Mahlzeiten können wir die Verdauungsleistung verbessern.

Ausspannen und Ruhe ist Wellness für die Seele. Leidet die Seele, so frisst der Leib. Achten Sie darauf, dass Sie sich während der Gewichtsreduktion nicht erschöpfen.

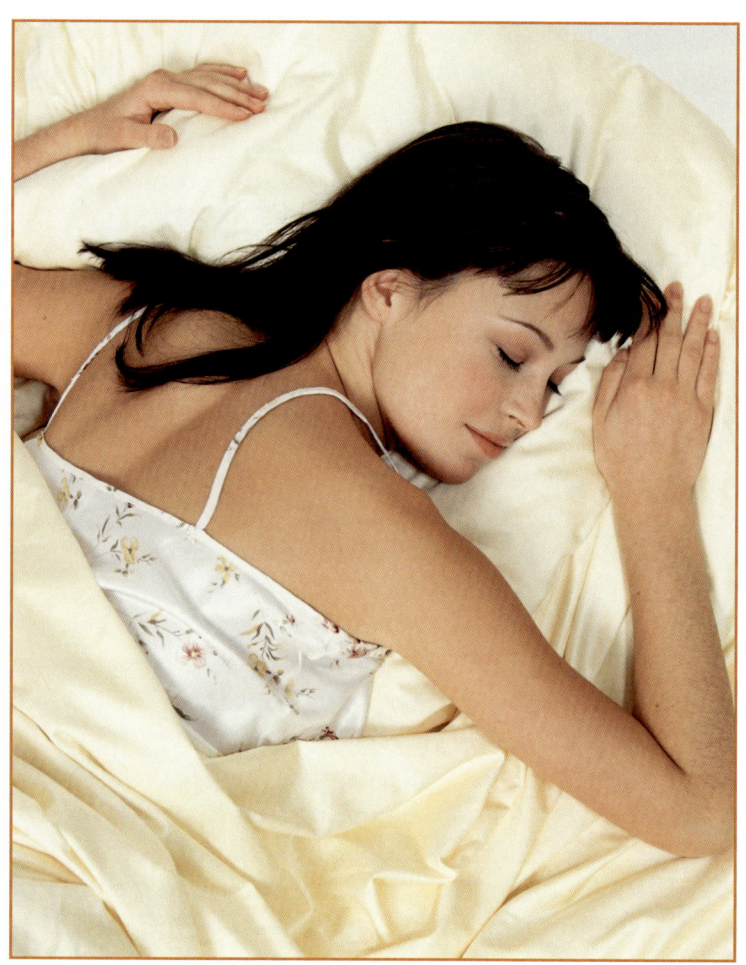

Widerstreit der Theorien

Sie sind den Darlegungen bis hierher gefolgt, liebe Leserinnen und Leser. Weil die kohlenhydrat- und säurearme Ernährung etwas anders ist als das, was man sonst hört oder liest, sind Sie jetzt vielleicht verunsichert. Ernährungsexperten empfehlen wenig Eiweiss und Fett, dafür Kohlenhydrate unbegrenzt. Wem sollen Sie was glauben? Es gibt unzählige Ernährungstheorien, und für jede werden Begründungen angeführt. Auch die Wissenschaftler sind sich in manchen Fragen nicht einig, wie sollen sich dann die Verbraucher in diesem Labyrinth zurechtfinden? Im Gegensatz zu den Tieren, wo alle Kühe Gras und alle Katzen Fleisch fressen, ist die menschliche Ernährung durch ein kaum überschaubares Nahrungsmittelangebot, vielfältige Informationen und familiäre Traditionen individuell verschieden. Unterschiedlich sind zudem Vorlieben für und Abneigungen gegen bestimmte Speisen, und manche Produkte werden auch nicht von allen gleich gut vertragen. Jeder Mensch muss selber herausfinden, bei welcher Essensweise sein Befinden, sein Aussehen und seine Figur zufrieden stellend sind.

Abnehmen beginnt im Kopf

Was im Kopf beginnt, wird überdacht und aus Einsicht getan. Das fällt wesentlich leichter, als nur gerade Gebote und Verbote zu befolgen. Manchmal ist es blosse Unachtsamkeit, wenn unkontrolliert in den Mund geschoben wird, was an Essbarem erreichbar ist. Ohne eine gewisse Disziplin geht es nicht. Wer sich zu einem Ernährungsexperiment entschliesst, sollte die Anweisungen über 4 bis 6 Wochen vollumfänglich einhalten. Erstellen Sie zu Beginn ein Protokoll über alles, was Ihnen an Ihrer Figur, Ihrem Aussehen und Allgemeinbefinden ge- oder missfällt, und führen Sie dieses während des Versuchs weiter. Sofern sich nichts Auffälliges ereignet, genügt eine Aufzeichnung pro Woche. Erfahrungsgemäss nimmt man bei kohlenhydrat- und säurearmer Ernährung in der ersten Zeit ca. 1 kg pro Woche ab. Während unserer Ferienkurse waren es auch schon 4 kg in einer Woche. Später

Ihre alten Strategien, Ihre Figur zu verbessern, haben Sie an diesen Punkt gebracht, dass Sie dieses Buch lesen. Wagen Sie den Versuch, neue Wege zu gehen. Sie können nur gewinnen.

kann es etwas weniger sein. Schauen Sie aber nicht nur auf den Verlauf der Gewichtskurve. Wenn die Wangen einfallen, der Hals dünn, die Schlüsselbeingrübchen tiefer werden und der Busen mit einem Körbchen-BH in Position gebracht werden muss, Hose oder Rock jedoch immer noch spannen, stimmt die befolgte Kost nicht für Sie, oder es kommen in Ihrem Essverhalten Fehler vor. Am Ende des Buches finden Sie eine Vorlage, die Sie kopieren und mit der Sie Ihren Speiseplan über einige Zeit aufzeichnen und überprüfen können.

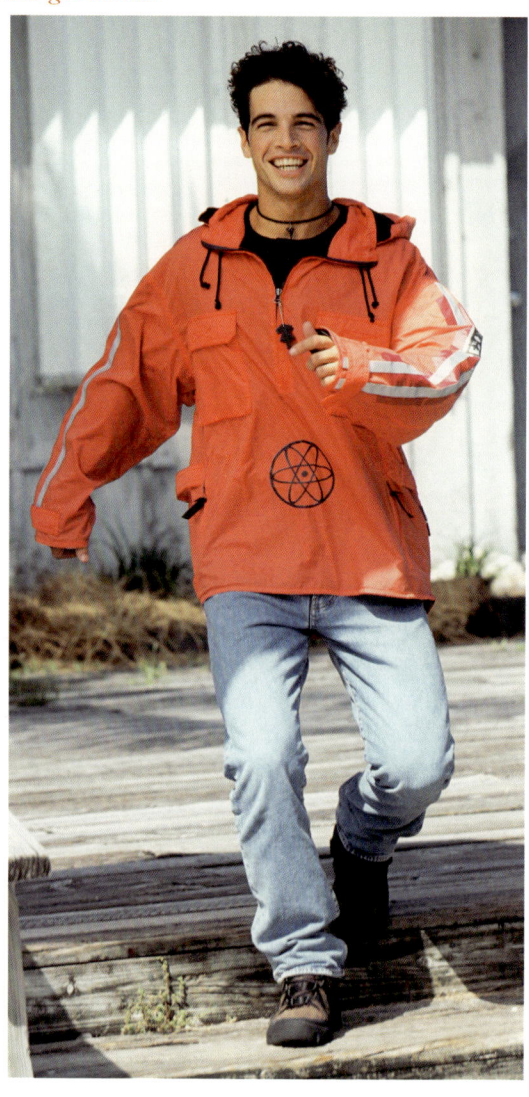

Indem Sie sich der Verhaltensfehler und der unerwünschten Folgen bewusst werden, können Sie wesentlich zur Verbesserung Ihrer Figur beitragen. Geniessen Sie das Essen, indem Sie jeden Bissen geniessen. Essen Sie den Teller nicht leer, wenn Sie schon vorher satt sind. Hüten Sie sich davor, Reste aufzuessen, nur damit diese wegkommen. Wir sind ja in der komfortablen Lage, Esswaren im Kühlschrank oder Tiefkühler aufbewahren zu können. Sollte dies nicht möglich sein, ist es besser, wenn die Produkte ausserhalb statt in Ihrem Bauch verderben. Das, was Sie zu viel essen, bringen Sie am nächsten Morgen auf die Waage. Zudem tun sich Ihre Darmbakterien gütlich daran. Diese vermehren sich in mangelhaft verdautem Essen massenhaft und verwandeln den Bauch in einen Gärbottich. Die dabei entstehenden Gase können zu einem Quellungszustand im gesamten Körpergewebe führen. Gase haben kein Gewicht, und deshalb zeigt die Waage bei der Umstellung auf eine kohlenhydrat- und säurearme Ernährung vorerst vielleicht nur wenig Gewichtsverlust an. Wenn Sie den Gürtel dennoch schon nach einer Woche um 1–2 Löcher enger schnallen können und der Ring am Finger nicht mehr so satt sitzt, sind dies Hinweise, dass die Ernährung für Sie stimmt.

Das Essverhalten
Um mit der Ernährung das bestmögliche Resultat zu erzielen, sollten bei allen Figurproblemen und gesundheitlichen Störungen die nachfolgenden Empfehlungen beachtet werden.

1. Sammeln Sie sich einen Moment, bevor Sie anfangen zu essen. Innehalten lässt uns bewusster essen und auch bewusster leben.

2. Essen Sie nur, wenn Sie hungrig sind, nicht einfach aus Gewohnheit, weil Essenszeit ist oder weil Sie Lust auf einen speziellen Genuss haben. Letzteres gilt besonders für den süssen Nachtisch, der allzu oft noch auf vollen Magen verspeist wird.

3. Gewähren Sie Ihren Verdauungsorganen 4–5 Stunden Ruhe zwischen den Mahlzeiten. Wenn Sie dazwischen einen Apfel essen oder naschen, verlieren Sie Ihr Übergewicht nicht.

4. Konzentrieren Sie sich auf das Essen. Führen Sie keine intensiven Gespräche während der Mahlzeiten, denn dabei kommen Sie in Versuchung, unvollständig zerkaute Bissen rasch runterzuschlucken, um wieder sprechen zu können. Auch Geräuschkulissen (Radio, TV) sind nach Möglichkeit zu meiden; sie lenken ab, und dadurch wird der Sättigungsreflex unter Umständen nicht mehr richtig wahrgenommen. Wenn Sie vor dem Fernseher sitzen, gibt es keine Esswaren in der Nähe, eine Tasse Tee oder Wasser tun es auch.

5. Setzen Sie sich ausgeruht zu Tisch. Sie verstärken jeweils den Zustand, in dem Sie sich befinden. Wenn Sie in die Müdigkeit hinein essen, werden Sie noch müder. Dann überfällt Sie nach der Mahlzeit das Bedürfnis nach Kalorien (Süssigkeiten), und zugleich fehlt Ihnen die Kraft zum Masshalten. Eine Atempause vor dem Essen hilft, diese Falle zu vermeiden. Ein paar Atemzüge am offenen Fenster oder ein kurzer Spaziergang sind erholsam.

6. Essen Sie nicht, um sich zu trösten, denn Ihr Körper wird dadurch noch unansehnlicher und schwerfälliger; der Kummer und die Einsamkeit werden noch grösser. Der Preis für den Trost durch kurze Essgenüsse ist viel zu hoch.

7. Lassen Sie sich bei Einladungen nicht zum Essen verführen. Solange Sie übergewichtig sind, können Sie sich mit dem Hinweis auf Ihr Gewichtsproblem erlauben, nicht alles zu essen. Vermeiden Sie auch Diskussionen über Ernährungsfragen. Erklären Sie, von zuckerhaltigen Speisen bekämen Sie Magenbrennen und saures Aufstossen, was häufig zutrifft, oder Sie müssten beispielsweise wegen Allergien, Bluthochdruck oder anderer Unpässlichkeiten mit dem Essen vorsichtig sein. Wenn sich Ihre Figur merklich verbessert hat und neugierige Fragen gestellt werden, dann erzählen, wie Sie das geschafft haben. Falls Sie jedoch dabei auf viele Wenn und Aber stossen, wechseln Sie das Thema. Es reicht, dass es Ihnen geholfen hat.

8. Essen Sie morgens wie ein König, mittags wie ein Bürger und abends wie ein Bettler. Den Kampf um das Übergewicht gewinnen oder verlieren Sie letztlich mit dem Abendessen. Sie werden sehen, wie schnell Sie sich daran gewöhnen, mit kleinen Abendmahlzeiten auszukommen. Wichtig ist in diesem Fall, dass Sie ordentlich frühstücken. Es lohnt sich, etwas früher aufzustehen. Sie werden sehen, dass Ihnen dies leicht fallen wird und Sie sich auf das Frühstück freuen werden.

9. Meiden Sie die drei grössten Dickmacher: Kohlenhydrate, übermässiges Essen am Abend und Alkohol.

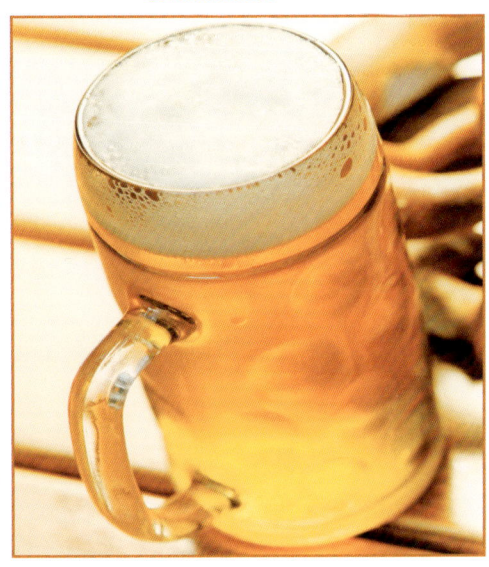

Alkohol, einer der gefährlichsten Dickmacher.

Mit diesen Ausführungen sind die wichtigsten Massnahmen aufgezeigt, wie eine erfolgreiche Gewichtskorrektur machbar ist. Der Weg wird dadurch zwar viel leichter, aber gehen müssen Sie ihn selber. Naturgesetze können nicht ohne Folgen missachtet werden, und eine verdauungsgerechte Ernährung gehört dazu. Eine gute Figur und eine ansprechende Erscheinung bringen weit mehr Lebensqualität als kleine Einbussen bei kurzen Gaumenfreuden. Indem Sie den Verlockungen widerstehen, bauen Sie auch Ihr Selbstwertgefühl auf. Sagen Sie sich bei Versuchungen Folgendes – oder schreiben Sie es an Ihren Kühlschrank: Du könntest, aber du musst nicht! Denn:

> **Die Freiheit des Menschen liegt nicht darin, dass er tun kann, was er will, sondern dass er nicht tun muss, was er nicht will.**
>
> (Jean-Jacques Rousseau)

Hier eine motivierende E-Mail einer ehemaligen Kursteilnehmerin vom 10.04.2001: Sie war vom 8. bis 15. April 2000 im Hotel Sandi in Bad Ragaz an einem Schaubkurs. Der Brief ist an andere Teilnehmer dieses Kurses gerichtet.
«Es geht mir dank Milly und Stefan Schaub hervorragend, habe 18 kg abgenommen und nehme keine Medikamente mehr. Manchmal spüre ich jedoch die MS (Multiple Sklerose) noch immer, aber ich bin überzeugt, dass die Kostumstellung meinen Gesundheitszustand wesentlich verbessert hat. Auf jeden Fall wurde meine Figur wieder ansehnlicher. Von Konfektionsgrösse 46 auf 40 ist schon bedeutend!!! Und der riesengrosse Luftballon (auch Bauch genannt) ist verschwunden.
Im Jahr 2000 war ich viel auf Reisen und unter anderem 5 Monate lang auf einem Kreuzfahrtschiff. Habe auf dieser Reise

weitere 4 Kilo abgenommen, weil ich mich an die kohlenhydrat- und säurearme Ernährung hielt, so gut es ging. Aber ihr könnt euch sicher vorstellen, wie die anderen Passagiere neugierig zugesehen haben, als ich mir beim Frühstück Butter auf den Parmesan strich und auf die geschnittene Banane das Schlagobers (Schlagrahm) goss?!! Die meisten meinten: Um Gottes Willen! Was macht das Cholesterin? Eine Österreicherin machte mit mir mit, sie hat in zwei Wochen 3 Kilo abgenommen und fühlt sich ganz toll.»

Viele liebe Grüsse aus Wien, M. H.

Hatten Sie ein ähnliches Erlebnis? Teilen Sie uns dieses mit, es interessiert uns, wie es Ihnen ergangen ist.

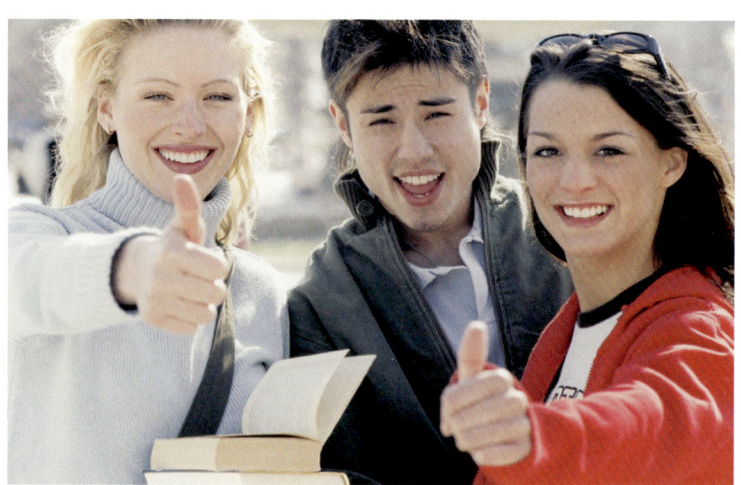

Die Grundregeln der kohlenhydrat- und säurearmen Ernährung

Um das bestmögliche Resultat zu erzielen, sind gewisse Grundregeln zu beachten. Wer Erfolg haben will, kommt nicht darum herum, sich mit ihnen zu befassen und seine Lebensweise danach zu richten. Denn grundsätzlich gilt: ohne Ernährungsumstellung keine Veränderung.

Empfohlen – beschränkt toleriert – zu meiden
Damit Sie das gewünschte Ziel erreichen, sind Einschränkungen unumgänglich. In der nachfolgenden Liste sind gebräuchliche Lebensmittel in für die kohlenhydrat- und säurearme Ernährung geeignete, für gesunde und wenig übergewichtige Personen in kleinen Mengen tolerierbare und generell zu meidende Esswaren eingeteilt. Die Einteilung stützt sich auf unsere Erfahrungen. Beachten Sie, dass auch als bekömmlich bezeichnete Produkte sich ungünstig auswirken können, wenn sie in zu grossen Mengen, zur falschen Tageszeit oder in einer ungeeigneten Kombination mit anderen Speisen konsumiert werden (Grundregeln der kohlenhydrat- und säurearmen Ernährung). Die unter der Rubrik «beschränkt toleriert» aufgeführten Erzeugnisse sind nicht zu empfehlen, sie sind Zugeständnisse für gesunde Menschen. Der Genuss dieser Produkte kann den Gewichtsverlust und auch eine Besserung von Beschwerden verzögern; allfällige Auswirkungen können Sie selber beobachten.

Empfohlen	Toleriert	Zu vermeiden
Zuträgliche Lebensmittel	**In kleinen Mengen zulässig** (nur für gesunde Personen)	**Nicht zuträgliche Produkte**
Getränke Brunnen-, Quell- und Leitungswasser, Mineralwasser ohne Kohlensäure Wasser oder Tee mit Birnell, Bohnenkaffee Kakao, Schwarz- und Grüntee, Kräutertees Getreidekaffee	Mineralwasser mit Kohlensäure, Milch, Bier, auch alkoholfrei, Wein (keine sauren Sorten), Spirituosen, nur ungezuckerte	Obst-, Trauben-, Orangen-, Grapefruitsäfte, saurer Most, fruchtsafthaltige und gesüsste Tafelwasser, Sauermilch- und Molkengetränke, Sauerkraut- und Gemüsesäfte, Essigwasser, Hagebutten-, Karkade-, Fruchtschalentee, harntreibende Tees, Eistee, isotonische Getränke
Milchprodukte Tafel- und Frischkochbutter, Bratbutter (Butterschmalz), Vollrahm ohne Bindemittel, ★Käse von fester Konsistenz, Ziegen- und Schafkäse (★ohne Stabilisator)	Camembert, Weiss- und Blauschimmelkäse, Mascarpone, italienischer Ricotta/Topfen	Joghurt, Quark, Kefir, Molke, Sauermilch, Buttermilch, saurer Rahm, quarkähnlicher Frischkäse, Kräuter-, Gewürze-, Nusskäse
Fleisch Alle Fleischarten, wenn möglich von Tieren aus Freilandhaltung, Fleisch- und Wurstwaren ohne Pökelstoffe, Nitrat und Phosphat	Fleisch- und Wurstwaren mit industriellen Gewürzen, geräuchertes und getrocknetes Fleisch	Personen mit Beschwerden, Haut- und Figurproblemen sollten industriell gewürzte Fleisch- und Wurstwaren meiden.
Fisch Süsswasser- und Meerfisch, Fischkonserven in Olivenöl oder Salzwasser, geräucherter Fisch, sofern nur mit Salz gewürzt	Fischgerichte mit Zitrone, Mehl, Paniermehl, Wein oder wenig Essig zubereitet	Personen mit Beschwerden sollten industriell gewürzte Fischprodukte meiden.

Eiweisse

Die Grundregeln der kohlenhydrat- und säurearmen Ernährung

	Empfohlen	Toleriert	Zu vermeiden
Pflanzliche Eiweisse	**Hülsenfrüchte** Geschälte Puffbohnen, Erbsen, Linsen, Mungobohnen, Glasnudeln, jeweils als Beilage	Ungeschälte Bohnen und Linsen, sofern sie keine Blähungen verursachen	Grüne Mungobohnen, Sojabohnen, Sojamehl, Sojamilch, Tofu, industriell aufbereitete Sojaprodukte und -saucen
Kohlenhydrate	**Gemüse** Alle Gemüsesorten, ausgenommen die unter nicht empfohlenen aufgeführten. Sellerie/Lauch als Würzgemüse	Tomaten, Spargeln, Sellerie, Lauch (Porree), Randen (rote Bete), Peperoni, Zwiebeln, Knoblauch	Spinat, Brennnesseln, die grünen Blätter von Mangold (Krautstiel), Lattich, Rhabarber
	Salate Blattsalate nur aus Freiland, Endivien, Chicorée, Chinakohl, Spitzkohl, Kohl, Gemüsesalate nur gekocht	Gurken und Karotten, sofern sie roh vertragen werden, Radieschen, Rettich, Nüsslisalat (Feldsalat)	Spinat-, Brennnessel-, Sauerampfer-, Sauerkleesalat, rohes Sauerkraut
	Früchte Süsse Äpfel, Birnen, Bananen, Melonen, süsse Trauben, Kaki, Sharonfrucht, Pomelo, Mango, Papaya, süsse Ananas, grüne Feigen, Avocados	Kirschen, Pfirsiche, Aprikosen, Zwetschgen, Pflaumen, Erdbeeren, Himbeeren, Brombeeren, süsse Mandarinen und Orangen	Saure Äpfel, Birnen, Orangen, Grapefruits, Zitronen, Kiwi, Heidelbeeren, rote, weisse, schwarze Johannisbeeren, Holunder, Hagebutten, Sanddorn
	Trockenfrüchte Bananen, Datteln, süsse Äpfel, Birnen, ungezuckerte Ananas in kleinen Mengen	Minimal gezuckerte Ananas, Mango, Papaya, ungeschwefelte Aprikosen und Rosinen	Zwetschgen, Pflaumen, Mirabellen, Feigen, geschwefelte Dörrfrüchte (sehr helle Farbe)
	Getreide Brot und alle Getreideprodukte sind für Personen mit Beschwerden und Gewichtsproblemen nicht empfohlen.	Weissbrot, Halbweissbrot (Graubrot), Reis, Teigwaren, Mais, Hirse, wenig Mehl für die Zubereitung von Gerichten	Vollkornbrot, Früchte-, Sesam-, Leinsamen-, Kleiebrot, Knäckebrot, Zwieback, Getreideflocken, Vollreis, Vollkorn- und Sojateigwaren, Griess, Mehlspeisen, Schleimsuppe, Kleie
Besonderes		Nüsse sofern sie vertragen werden. Pilze sofern sie vertragen werden.	

Zeitabstände zwischen den Mahlzeiten
Die kohlenhydrat- und säurearme Ernährung ist sehr gehaltvoll, deshalb sollten die Zeitabstände zwischen den Mahlzeiten im Normalfall 4–5 Stunden betragen. Auch gesunde Nahrungsmittel können nicht richtig verdaut werden und sich ungünstig auswirken, wenn den Verdauungsorganen wieder Arbeit zugemutet wird, ehe die zuvor gegessenen Speisen richtig zerlegt sind. Mehrere, dann aber kleinere Mahlzeiten sind allenfalls angezeigt für Menschen mit Untergewicht, bei Magen- und Darmerkrankungen, bei Diabetes und Neigung zu Unterzuckerung. Auch wenn der Abstand zwischen zwei Hauptmahlzeiten z. B. aus beruflichen Gründen übermässig lang ist, kann eine kleine Zwischenverpflegung eingeplant werden.

Flexible Essenszeiten
Oft isst man aus Gewohnheit oder weil Essenszeit ist. Essen Sie nach einer sättigenden Mahlzeit erst wieder, wenn Sie wirklich Hunger haben. Das Frühstück sollten Sie jedoch einhalten, sonst sind Sie abends hungrig und essen dann zu viel. Nach einem reichhaltigen Abendessen haben Sie am nächsten Morgen keinen Appetit und essen nur wenig oder gar nichts. Dadurch geraten Sie in einen verkehrten Rhythmus. Wenn Sie aus familiären oder beruflichen Gründen bestimmte Zeiten einhalten müssen, reduzieren Sie allenfalls die Mengen.

Das Abendessen
Allgemein herrscht die Auffassung, das Abendessen sollte früh eingenommen werden. In der kohlenhydrat- und säurearmen Ernährung bestehen die Abendmahlzeiten jedoch hauptsächlich aus eiweiss- und fetthaltigen Speisen, und davon benötigt man nur eine kleine Menge, um satt zu werden. Dadurch wird die Essenszeit unwichtig. Auch wenn Sie erst um 21 Uhr essen, belastet dies den Verdauungsapparat nicht, und Sie fühlen sich leicht und wohl. Falls Sie das Abendessen auslassen oder nur wenig essen, vor dem Zubettgehen jedoch Hunger haben, essen Sie dann eine Kleinigkeit, damit es in der Nacht nicht zu einer Unterzuckerung kommt.

Die Mahlzeiten im Tagesablauf

Essen Sie zum Frühstück und am Mittag so viel, dass Sie sich angenehm gesättigt fühlen. Das Abendessen sollte eher knapp gehalten werden. Wenn Sie übergewichtig sind und problemlos ohne Nachtessen auskommen, können Sie dieses auch weglassen, Hunger leiden aber sollten Sie nicht.

Mahlzeitengestaltung

Die Mahlzeiten sollten einfach sein und nur wenige Gerichte enthalten, denn im Wechsel der Speisen liegt der Anreiz zum Essen. Sie haben es sicher schon erlebt, dass Sie richtig satt waren. Wenn dann nochmals etwas Essbares angeboten wurde, das Sie gerne mochten, assen Sie dieses obendrauf.

Nahrungswahl

Zwingen Sie sich nicht, etwas zu essen, was Ihnen widersteht. Wählen Sie ein anderes Nahrungsmittel aus derselben Produktegruppe. Sie mögen keine Banane, dann nehmen Sie etwas mehr von einer anderen in der kohlenhydrat- und säurearmen Ernährung empfohlenen Frucht. Nicht ausgetauscht werden dürfen Eiweissspeisen gegen Kohlenhydrate. Sie können also nicht weniger Käse, Eier oder Fleisch und dafür mehr Kartoffeln, Gemüse oder Obst essen.

Nahrungsmenge

Der Nahrungsbedarf ist je nach Konstitution, körperlicher Leistung und Alter unterschiedlich. Junge Menschen essen meist mehr als ältere, und Menschen mit einem sitzenden Beruf können nicht so viel verdauen wie Sporttreibende oder Schwerarbeiter. Lernen Sie zu erspüren, wie viel Sie benötigen, und essen Sie nicht, wenn Sie keinen Hunger (mehr) haben, nur weil es Ihnen schmeckt. Grundsätzlich gilt folgende Mengenaufteilung:

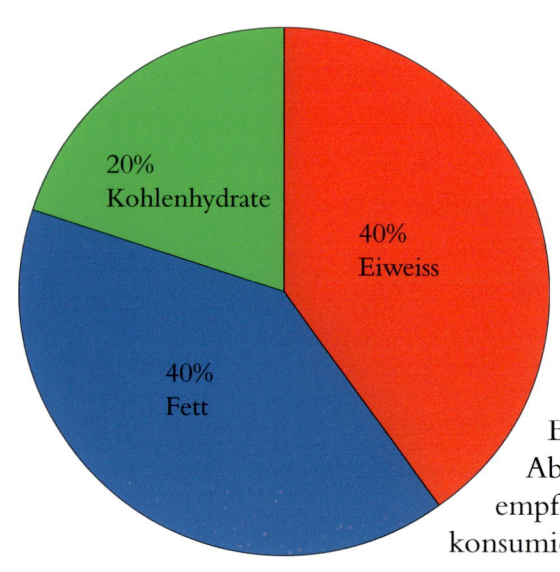

40 % Eiweiss
40 % Fett
20 % Kohlenhydrate

Welche Nahrungsmittel sind bekömmlich?

Ein Sprichwort besagt, ein Apfel sei zum Frühstück Gold, am Mittag Silber, am Abend Blei. Wir raten davon ab, am Nachmittag oder Abend Obst, Gemüse oder Salat zu essen, und empfehlen, solche Produkte nur bis 14 Uhr zu konsumieren.

Eiweissspeisen

In jeder Mahlzeit sollte eine Eiweissspeise enthalten sein, und Eiweissspeisen können auch miteinander kombiniert werden. Die hochwertigen und leicht verdaulichen Eiweisse sind in Eiern, Käse, Fleisch und Fisch enthalten. Pflanzen haben einen relativ geringen Eiweissgehalt, und sie enthalten auch nicht alle für den Organismus essentiellen (unentbehrlichen) Eiweissarten.

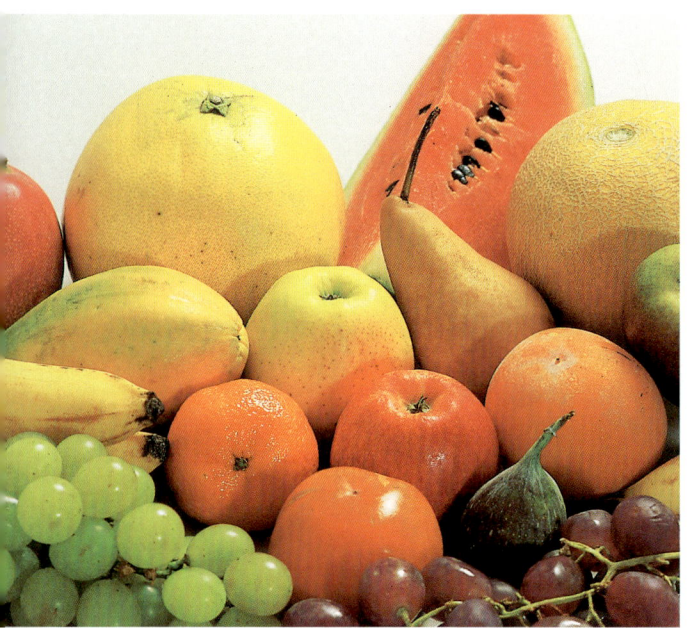

Beilagen: Kartoffeln, Gemüse, Salat

In der kohlenhydrat- und säurearmen Ernährung sind Kartoffeln die häufigste Beilage zu Eiweissspeisen. Dazu können Sie am Mittag etwas Gemüse oder Salat essen. Weitere Beilagen sind ausführlicher im «Schaub-Kochbuch» beschrieben.

Früchte

Früchte schmecken gut und gelten als gesund. Sie enthalten jedoch Fruchtzucker und oft auch einen erheblichen Anteil Fruchtsäuren, deshalb sollten sie nur in begrenzten Mengen verzehrt werden. Die Hälfte oder gar nur ein Drittel eines Apfels kann zuträglich sein, eine ganze Frucht ist schon zu viel. Früchte eignen sich als Ergänzung zu Eiweissspeisen zum Frühstück, Brunch oder Mittagessen. Eine Ausnahme ist die Banane. Eine halbe Banane kann auch abends anstelle einer Kartoffel oder bei Bedarf als Zwischenverpflegung am Nachmittag gegessen werden.

Nicht mehrere Früchte zusammen essen
Wir empfehlen zu einem halben Apfel oder der Hälfte einer Birne oder einem Stück Melone als zweite Frucht eine halbe Banane. Andere Früchte sollten nicht zusammen gegessen werden, also nicht Apfel und Birne oder Melone und Trauben. Stark übergewichtige und empfindliche Menschen tun sogar gut daran, jeweils nur eine halbe Frucht pro Mahlzeit zu essen.

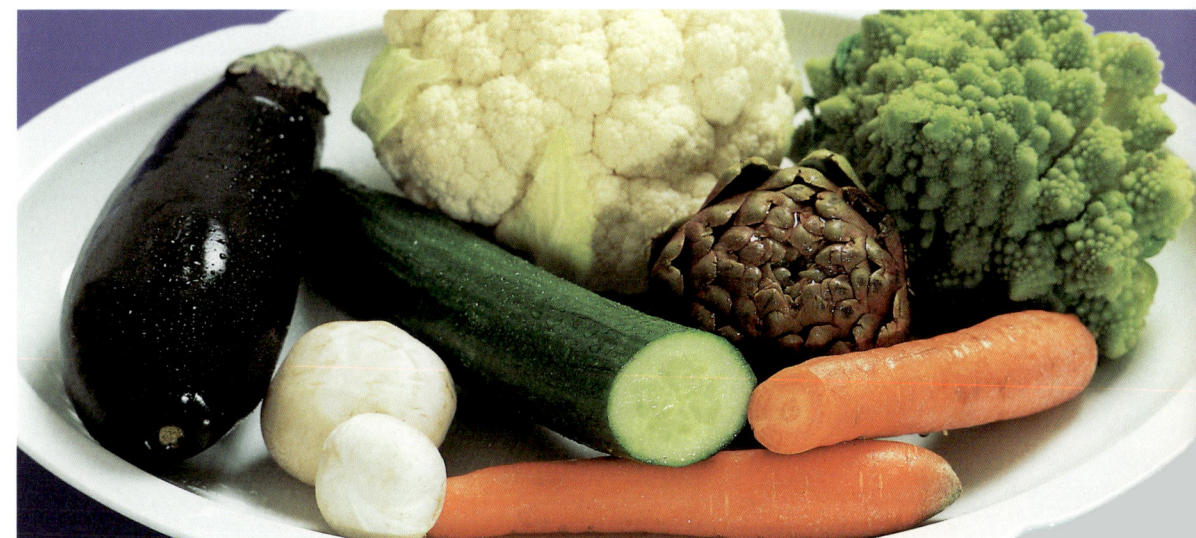

Gemüse – Salat – Obst nicht mischen
Gemüse, Salat und Obst sollten nicht in derselben Mahlzeit gegessen werden. Essen Sie entweder Gemüse oder Salat oder Früchte.

Pausen zwischen den Mahlzeiten
Halten Sie genügend Abstand zwischen den Mahlzeiten ein. Wenn Sie um 11 Uhr einen Apfel essen und um

12 Uhr das Mittagessen einnehmen, wird der Erfolg länger auf sich warten lassen.

Salz/Gewürze

Essen Sie nicht salzarm; der Organismus braucht Salz für die Eiweissverdauung. Es genügt das ganz normale Koch- oder Tafelsalz ohne Fluor und Jod. Im Übrigen würzen Sie mit natürlichen Gewürzen wie Pfeffer, Senfpulver, Majoran, Basilikum, Thymian, Liebstöckel usw. Diese können Sie frisch, tiefgekühlt, getrocknet oder als Pulver verwenden. Nicht zu empfehlen sind industriell aufbereitete Gewürzmischungen; sie enthalten meist Hefe, Zuckerstoffe, Glutamat (Geschmacksverstärker) und andere in der kohlenhydrat- und säurearmen Ernährung unerwünschte Zusätze (Zutaten lesen). Zwiebeln und Knoblauch können als Gewürz in kleinen Mengen verwendet werden.

Fett

Fetthaltige Nahrungsmittel sättigen über viele Stunden, dadurch benötigen Sie insgesamt weniger Nahrung. Wenn Sie Zucker und Getreide meiden, werden Sie trotz des Fettkonsums überflüssige Pfunde verlieren.

Trinken

Trinken Sie morgens nach dem Aufstehen und jeweils etwa 10 Minuten vor jeder Hauptmahlzeit ein Glas Wasser.

Die Wahl der Produkte

Das Nahrungsmittelangebot ist heute kaum mehr überschaubar. Bei industriell verarbeiteten Erzeugnissen sind in den Angaben über die Zusammensetzung der Produkte oft für die Verbraucher unverständliche Fachausdrücke und nicht immer alle Zutaten aufgeführt. Dies veranlasst uns, ausschliesslich natürliche Lebensmittel ohne Zusätze zu verwenden. In diesem Buch sind genügend Informationen über die Wahl der Produkte enthalten, dass Sie einen praktischen Versuch mit der kohlenhydrat- und säurearmen Ernährung unternehmen können. Ausführlichere Erklärungen und reichhaltigere Rezepte bietet das «Schaub-Kochbuch».

Milchprodukte

In der kohlenhydrat- und säurearmen Ernährung meiden wir Frischmilchprodukte wegen ihres Gehalts an Milchzucker und/oder Milchsäure. Gewöhnliche Vollmilch, entrahmte Milch, Joghurt, Buttermilch, Kefir, Sauerrahm, Molke, Quark und Frischkäse sollten bei dieser Ernährung nicht verzehrt werden. Empfohlen ist Vollrahm, der nur wenig Milchzucker enthält. Butter und reifer vollfetter Käse enthalten keinen Milchzucker, weshalb wir diese Erzeugnisse bevorzugen. Rahm und Butter sollten wegen der Haltbarkeit pasteurisiert, jedoch nicht ultrahoch erhitzt sein (kein UP-Rahm/H-Sahne). Wir empfehlen, Produkte ohne Zusätze (Stabilisatoren, Binde-, Verdikkungs-, Säuerungsmittel) zu verwenden (Verpackungsaufdruck beachten).

Fleisch

Die Tierart ist bei der Wahl der Fleischsorten nicht so sehr von Bedeutung, es kommt auf die Fütterung und Haltung der Tiere an. In einer artgerechten Nutztierhaltung werden kein Tiermehl und keine Antibiotika, Hormone oder Leistungsförderer verabreicht. Damit besteht auch kein Risiko von BSE. Wir empfehlen grundsätzlich Bioprodukte.

Fisch
Fisch wird als besonders gesund bezeichnet, doch Fische sind nur so gesund wie das Wasser, in dem sie leben, und das Futter, das ihnen zur Verfügung steht. Vielerorts werden sie zu Tausenden bis Zehntausenden in Zuchtanlagen gehalten. In dieser Situation ist die Seuchengefahr beträchtlich, und deshalb werden dem Futter Medikamente beigemischt. Bei verpackten Fischprodukten ist die Haltungsart deklariert, zum Beispiel «Forelle/Lachs aus Zucht oder Farm» oder «Wildlachs». Im Offenverkauf ist die Information schwieriger. Ihr Fischhändler kann Ihnen jedoch sagen, welche Fische generell nicht aus Zuchthaltung stammen. An Fischkonserven empfehlen wir Thunfisch und Sardinen in Olivenöl konserviert. Achten Sie auf das Zeichen Dolphin Friendly!

Kartoffeln
Genossen werden können alle selbst zubereiteten Kartoffelgerichte, am Abend jedoch nur in kleinen Mengen. Die Kartoffeln sollten geschält werden.

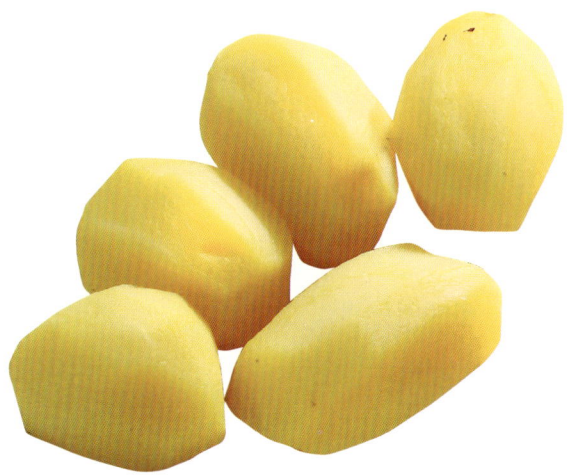

Salat und Gemüse

An rohen Salaten sollten Sie zarte, knackige Sorten wie Chinakohl, Zuckerhut, Eisberg-, Krach- und Lollosalat sowie zarte Endivienblätter bevorzugen. Kopf- und Nüsslisalat (Feldsalat) sind weniger empfehlenswert. Gemüse essen wir grundsätzlich wegen der besseren Verdaulichkeit gekocht, nicht als Rohkostsalate. Meiden Sie Spinat, Randen (rote Bete), Sauerampfer und Rhabarber, sie enthalten viel Oxalsäure.

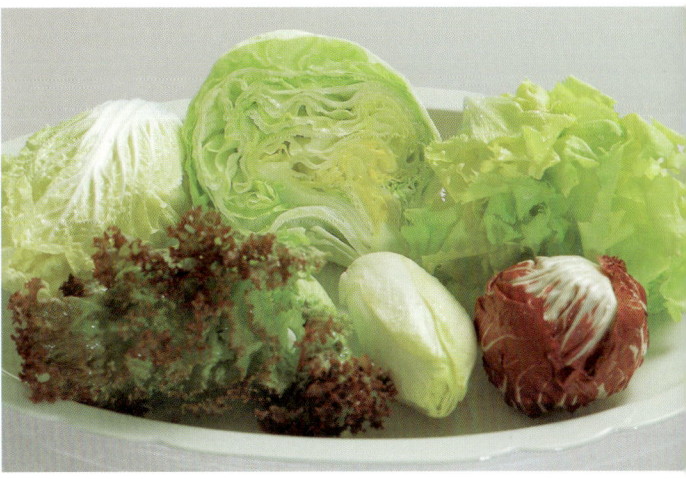

Früchte

Alle süssen Früchte sind zulässig, und sie werden ohne Schale und Kerngehäuse gegessen. Der Säurewert lässt sich mit einem Indikatorpapier messen, dieses kann zusammen mit der Anleitung im Schaub-Institut bezogen werden. Früchte sollten nicht in rohem Zustand geraffelt (gerieben), püriert oder zu Saft gepresst werden, denn der Obstsaft oxidiert, wenn er mit Sauerstoff in Berührung kommt. Dies kann eine Darmgärung und dadurch eine Übersäuerung des Organismus bewirken. Dörrfrüchte enthalten viel Zucker, weshalb sie während einer Kur zur Gewichtsreduktion nur in ganz kleinen Mengen konsumiert werden sollten.

Fette und Öle

Wir empfehlen die folgenden Fette und Öle: Tafelbutter oder Frischkochbutter. Zum Braten kann Bratbutter, in der Schweiz auch unter der Bezeichnung eingesottene Butter erhältlich, in Deutschland als Butterschmalz, verwendet werden. In Deutschland gibt es in Feinkostgeschäften zudem nicht chemisch gehärtetes Kokosfett, das gut erhitzbar ist.

Gehärtete Fette, Mischfette, Bratcrèmes und Margarinen sind zu meiden. An Ölen bevorzugen wir handelsübliches Sonnenblumen- oder Olivenöl. Beide können Sie auch zum Braten bei mässigen Temperaturen verwenden.

Von Fachkreisen werden kaltgepresste Öle mit mehrfach ungesättigten Fettsäuren als besonders wertvoll empfohlen. Britische Forscher haben jedoch grössere Mengen davon an den Arterienwänden gefunden, also ausgerechnet in Ablagerungen, von denen man annahm, sie würden durch diese Art von Fettsäuren verhindert. Aufgrund dieser Forschungsergebnisse kann man sich die teuren Spezialöle (Distelöl, Safloröl usw.) und kaltgeschlagene Margarinen sparen.

Zucker und Getreide

Wenn Sie Gewichtsprobleme oder gesundheitliche Schwierigkeiten haben, sollten Sie so lange keine zucker- und getreidehaltigen Produkte essen, bis das gewünschte Resultat erreicht ist. Und wenn Sie einen Dauererfolg anstreben, werden Sie die hier aufgezeichneten Ernährungsrichtlinien weitgehend beibehalten müssen. Sie können selber ausprobieren, ob und wie viele Abweichungen Sie sich erlauben können.

Getränke

Die Getränkeauswahl ist bei der kohlenhydrat- und säurearmen Ernährung bescheiden. Wasser ist das natürlichste und preisgünstigste Getränk. Kohlensäure bremst die Gewichtsabnahme. Bohnenkaffee, Schwarz- und Grüntee sind bei Mengen von 2–3 Tassen pro Tag für die meisten Menschen nicht nur verträglich, sie fördern sogar die Verdauung und stabilisieren den Kreislauf. Wer auf diese Getränke mit Schlafstörungen reagiert, sollte sie nur in der ersten Tageshälfte trinken.

Manche Pflanzen enthalten ähnliche Wirkstoffe wie Medikamente, deshalb sollten Kräutertees nur leicht aufgebrüht werden. Medizinaltees wie beispielsweise Salbei, Kamille oder Baldrian sollten nicht regelmässig genossen werden. Tees mit harntreibender Wirkung wie Schachtel-

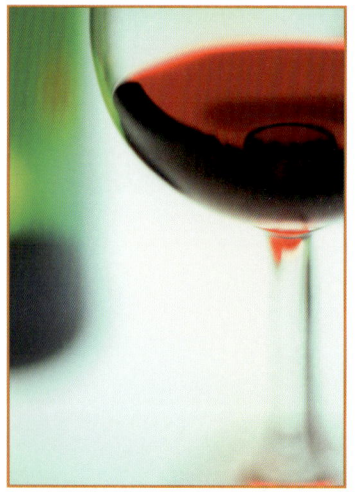

Alkohol wie Wein und Bier können hin und wieder genossen werden. Dies sollte jedoch die Ausnahme bilden. Schneller geht es mit der Gewichtsreduktion, wenn Sie am Anfang ganz ohne auskommen.

halm (Zinnkraut/Katzenschwanz), Brennnessel, Birkenblätter sowie Blutreinigungs-, Nieren-, Rheuma- und Abführtees sind zu meiden, ebenso sauer schmeckende Tees (Hagebutten, Karkade, Früchte- und Fruchtschalentee). Um etwas Abwechslung zu bieten, hat die Drogerie Zeller in Solothurn einige bekömmliche Teemischungen zusammengestellt. Diese sind lediglich als Bereicherung gedacht, sie haben keine spezielle gesundheitliche Wirkung. Trinken Sie die Tees ungesüsst, auch Kräutertees können aber mit Rahm verfeinert werden.

Alkoholkonsum
Gelegentlich ein Glas Wein oder Bier mag für gesunde Menschen zuträglich sein, der Gewichtsabbau kann aber dadurch verzögert werden. Wein wird meist mit Zucker aufbereitet und enthält auch Fruchtzucker und Fruchtsäuren. Bier wird aus Gerste (Getreide) hergestellt. Aperitifs und Spirituosen sind generell nicht empfehlenswert, sie belasten die Leber.

Lebensgenuss und Lebensqualität
In Bezug auf die Ernährung sind Sie sich selber gegenüber verantwortlich. Sie entscheiden ganz allein, wie

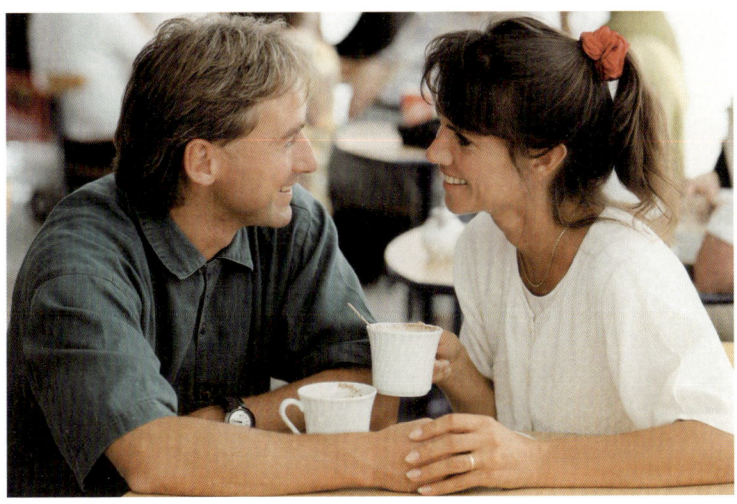

Geniessen Sie den Kaffee in der Pause. Bevor Sie etwas essen, trinken Sie. Oftmals hilft das schon, das Hungergefühl zu beseitigen.

konsequent Sie die Vorgaben einhalten wollen, und Sie tragen auch die Folgen. Ein schlechtes Gewissen kann einem das Leben vermiesen, und damit ist der Genuss ebenfalls dahin. Der Weg zur guten Figur ist eine Gratwanderung zwischen Bedürfnissen und Begierden. Ständige Selbstbeschränkung kann ebenso frustrierend sein wie Selbstvorwürfe wegen Essfehlern; beides beeinträchtigt die Lebensfreude. Gestalten Sie deshalb Ihr Essverhalten so genussvoll wie möglich, ohne grosse Risiken einzugehen. Die Gewichtskorrektur darf nicht stagnieren, sonst verlieren Sie die Motivation und geben auf. Das wäre schade, darum folgen einige Hinweise, wie Sie mit Versuchungen am besten umgehen.

Gönnen Sie sich hin und wieder ganz bewusst eine Freude des Lebens, die ohne Essen auskommt, wie Sport, Kultur oder Zweisamkeit.

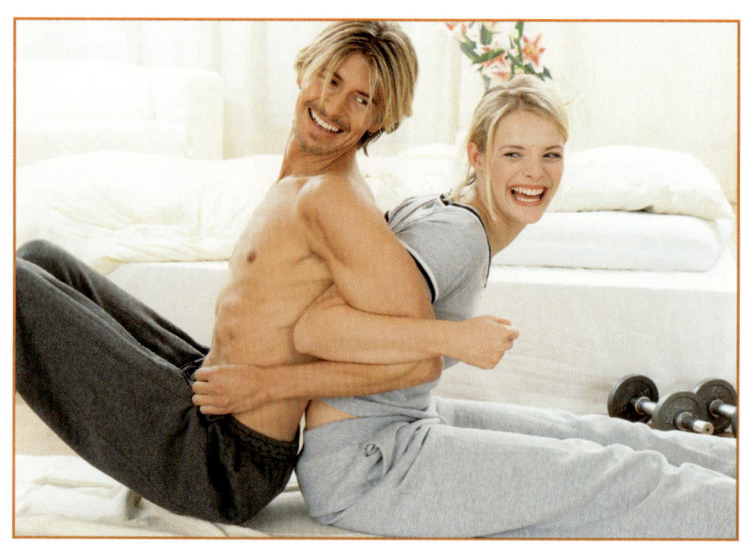

Der Drei-Wochen-Menüplan

Zeichenerklärung
F = als Frühstück geeignet
M = als Mittagessen geeignet
A = als Abendessen geeignet
Z = als Zwischenverpflegung geeignet

Getränke
Jeder Tag beginnt mit einem grossen Glas leicht temperiertem Wasser. Das bringt die Verdauung in Schwung und hilft, den Stuhlgang zu regulieren.

Zum Frühstück empfehlen wir Bohnenkaffee, Schwarz- oder Grüntee. Sie können nature oder mit Rahm getrunken werden; von Milch, Zucker und Süssstoffen ist abzuraten. Alle Früchtetees sind zu sauer und daher in der kohlenhydrat- und säurearmen Ernährung nicht erwünscht.

Das Frühstück
Die meisten Menschen sind ein süsses Frühstück gewohnt. An Stelle von Konfitüre oder Müesli essen wir süsse Früchte. Zuerst nimmt man immer die Eiweissspeisen (Ei, Käse, evtl. auch Fleisch). Das Ei kann nach Belieben weich oder hart gekocht sein und wird immer mit Salz gegessen. Käse kann vor oder zusammen mit den Früchten verzehrt werden. Wenn Sie mögen, können Sie die Käsescheiben mit Butter bestreichen. Das ist für Menschen geeignet, die intensiv Sport treiben, Schwerarbeit leisten, untergewichtig sind oder tagsüber wenig Zeit haben, richtig zu essen. Obst wird immer kurz vor dem Essen geschält, bitte nie reiben, raffeln oder pürieren. Damit es nicht oxidiert, sofort mit Rahm übergiessen.

Vorschläge Frühstück

F1)	1 Ei, 30 – 50 g Käse ½ Banane, ½ Apfel oder Birne oder Kaki oder ein Stück Melone Das Obst in Würfelchen oder Scheibchen schneiden, in ein Schälchen geben und mit flüssigem Vollrahm übergiessen.
F2) **Birne-Käse-Frühstück**	1 Birne 50 – 80 g Käse (verschiedene Sorten) Eine Birne schälen, in Achtel schneiden und auf dem Teller hübsch anrichten. Dazu verschiedene Käsesorten und Butter.
F3) **Käse-Omelett**	2 Eier, 50 ml Rahm, 1 Prise Salz Butter oder Öl in der Bratpfanne erwärmen, die Eiermasse hineingeben und 1–2 EL geriebenen Käse draufstreuen. Zugedeckt bei mittlerer Hitze stocken lassen; zum Omelett evtl. etwas Obst nach Wahl.
F4) **Rösti mit 2 Spiegeleiern** **für Schwerarbeitende**	3 – 4 gekochte Kartoffeln (80 – 120 g) Reibkäse 2 Freilandeier Kartoffeln mit der Röstiraffel reiben oder in Würfelchen schneiden. In der Bratpfanne Öl oder Bratbutter erwärmen, die Kartoffeln hineingeben und mit Salz überstreuen. Bei mittlerer Hitze unter sorgfältigem Wenden goldbraun braten. Zum Schluss den Reibkäse dazugeben und kurz schmelzen lassen. Spiegeleier in separater Pfanne zubereiten.

Mittagessen

Das Mittagessen besteht aus wenigen, aber gehaltvollen Speisen. Der Anteil eiweisshaltiger Produkte (Fleisch, Fisch, Eier, Käse) und Fett muss überwiegen. Wenn Sie Gewicht verlieren möchten, essen Sie nur ca. 60–100 g Kartoffeln und ca. 1 gehäuften EL Gemüse oder Salat (Kohlenhydrate). Damit Sie sich dennoch über mehrere Stunden gut genährt fühlen, können Sie die Gerichte mit einer Rahmsauce zubereiten, mit geschlagenem Rahm (Rahmwürzcrème) garnieren oder ein Stück Butter dazu nehmen.

Vorschläge Mittagessen

M1) **Gekochtes Rindfleisch, Kartoffeln, Karotten, Rahmwürzcrème oder Mayonnaise (siehe Rezept)**	Das Rindfleisch in heisses Wasser geben, aufkochen und abschäumen, die Gewürze und Würzgemüse für die Brühe hinzufügen (siehe Rezept) und knapp am Siedepunkt 2 Std. garen. Die letzte halbe Stunde Kartoffeln und Karotten mitkochen. Essen Sie wenig Karotten, sie enthalten viel Kohlenhydrate. Die Rahmwürzcrème können Sie nach Belieben mit Senfpulver, Estragon oder geriebenem Meerrettich zubereiten.
M2) **Schalenkartoffeln, Thunfisch- oder Käsesalat, Bohnen- oder Karottensalat**	Die Schalen der Kartoffeln sollten nicht gegessen werden. Der Thunfisch- oder Käsesalat kann mit Salatsauce oder Mayonnaise angemacht und mit einem gekochten Ei garniert werden. Gekochte Bohnen oder Karotten mit Salatsauce oder Rahmwürzcrème zubereiten. Zu Schalenkartoffeln passen auch Käse und Butter oder ein Fleischsalat.

Vorschläge Mittagessen

M3) **Kalbsragout, Butterkartoffeln, Broccoligemüse**	Die Fleischwürfel bei mittlerer Hitze allseitig anbraten, mit Salz und Pfeffer würzen und bei niedriger Hitze zugedeckt garen, wenn erforderlich 2–3 EL Grundbrühe oder Kochwasser von Salzkartoffeln dazugeben. Dann das Fleisch aus der Pfanne nehmen. In wenig kaltem Wasser 2 TL Kartoffelstärkemehl auflösen und zusammen mit 200 ml Brühe zum Bratensatz geben, gut umrühren und aufkochen. Etwas Rahm hinzufügen und das Fleisch nochmals in der Sauce erwärmen. Butterkartoffeln: Salzkartoffeln mit zerlassener Butter abschmelzen. Broccoli (oder anderes Gemüse) in etwas Brühe garen, kann mit gehacktem Ei garniert werden.
M4) **Käse-Omelett** (siehe F3)	Dieses ist zusammen mit einem Salat oder mit einem Stück Melone ein vollwertiges Mittagessen.
M5) **Pouletbrüstchen, gebratene Kartoffelwürfelchen, Gurkengemüse**	Die Pouletbrüstchen mit Salz, Pfeffer und Senfpulver würzen. In der Bratpfanne beidseitig 2 Min. anbraten und zugedeckt fertig garen. Bratkartoffeln aus vorgekochten Schalenkartoffeln; Sie können auch Kartoffelwürfelchen im Salzwasser halb weich garen und dann in der Bratpfanne fertig braten. Gurken sind gekocht bekömmlicher als roh. Die Gurken schälen, in wenig Brühe bei schwacher Hitze weich kochen und mit etwas Rahm abschmecken (Kochzeit 15 Min.).
M6) **Gebratene Hechttranchen, Dillkartoffeln, Salat nach Wahl**	Die Hechttranchen würzen, bei niedriger Hitze beidseitig sanft anbraten und zugedeckt durchgaren lassen. Salzkartoffeln mit gehacktem Dill bestreuen und mit zerlassener Butter übergiessen. 1 gehäufter EL Salat nach Wahl.

Vorschläge Mittagessen

M7) Eier an Safransauce, Thymiankartoffeln, Fenchelgemüse

Pro Person 2 Eier 6 Min. im Wasser oder Eierkocher kochen, kalt abschrecken, schälen und warmstellen. 3 gehäufte TL Kartoffelstärkemehl in wenig Wasser auflösen, 250 ml Brühe sowie eine Msp. Safran dazugeben und zusammen aufkochen. Vom Herd nehmen, 50 ml steifgeschlagenen Rahm unterrühren und die Sauce über die Eier giessen (reicht für 4 bis 6 Eier).
Thymiankartoffeln: einen Zweig Thymian mitkochen, evtl. Thymianblättchen über die Kartoffeln streuen.
Fenchelgemüse in Streifchen geschnitten in Öl kurz andämpfen, wenig Brühe dazugeben und weich kochen (1 Fenchelknolle für 3–4 Personen).

M8) Geschnetzeltes Fleisch an Rahmsauce, Glasnudeln mit Pilzen

Das Fleisch (Kalb, Rind, Lamm, Geflügel) anbraten und bei niedriger Hitze zugedeckt schmoren lassen, evtl. 2 – 3 EL Brühe hinzufügen. Das fertig gegarte Fleisch in einer Schüssel warmstellen, 2 gehäufte TL Kartoffelstärkemehl in wenig weicher Butter vermengt einrühren, ca. 200 ml Brühe und etwas Rahm zugeben, kurz aufkochen und über das Fleisch giessen.
Glasnudeln: Zubereitung siehe Rezepte
Pilze: Frische Pilze klein schneiden, in wenig Öl anbraten und zusammen mit den Glasnudeln kochen. Gedörrte Pilze ½ Std. in kaltem Wasser einweichen oder frische Pilze mit den Glasnudeln kochen. Pilze dienen als Gewürz, sie sollten nicht in grösseren Mengen gegessen werden.

Abendessen

Das Abendessen sollte knapp gehalten werden. Damit Sie trotzdem nicht Hunger leiden, wählen Sie sättigende Nahrungsmittel. Kohlenhydrathaltige Produkte (Kartoffeln, Glasnudeln, Banane) können, aber müssen nicht in kleinen Mengen dazu gegessen werden. Wenn Sie abends die Kohlenhydrate über einige Zeit ganz meiden, werden Sie mehr Gewicht verlieren. Es mag am Anfang ungewohnt sein, Käse ohne Brot und Fleisch oder Fisch ohne Beilagen zu essen; haben Sie Mut zum Experiment.

Vorschläge Abendessen

A1) **Käse mit Butter oder Mandelpüree** (Mandelmus)	Die Käsescheiben mit einer Scheibe Butter belegen oder mit Mandelpüree bestreichen. Die Menge bestimmen Sie, sowohl an Käse als auch an Belag.
A2) **Rührei 1–3 Eier**	Pro Ei mit je 3 EL Rahm und einer Prise Salz verquirlen, in der Bratpfanne Butter oder Öl erwärmen, die Eimasse hineingeben und unter sorgfältigem Wenden bei mittlerer Hitze stocken lassen.
A3) **Käseomelett**	(siehe F 4) Abends sollten Sie nur die Hälfte der zum Frühstück oder Mittagessen zulässigen Menge essen.
A4) **Glasnudeln mit Spiegelei**	2–3 EL gekochte Glasnudeln aufwärmen oder leicht anbraten, auf einen vorgewärmten Teller geben, mit 2 EL geriebenem Käse bestreuen. Ein Spiegelei backen und draufgeben.
A5) **Thunfisch** (siehe M2)	Thunfisch (ca. 80g) kann nature oder als Salat zubereitet werden. Den Thunfischsalat können Sie mit gekochten Eierscheiben, einigen Oliven oder Zwiebelringen garnieren.

Vorschläge Abendessen

A6) Fischfilet an Rahmsauce

Das Fischfilet (120 – 150 g) mit etwas Kartoffelstärkemehl bestäuben. 1 Ei mit Salz, Pfeffer, Senfpulver und evtl. gehackten frischen oder getrockneten Küchenkräutern (Provençale oder italienische Mischung) in einem flachen Geschirr verquirlen. Das Fischfilet durch die Eimasse ziehen und in Butter oder Öl bei mittlerer Hitze beidseitig braten. Das Filet auf dem Teller warmstellen.
Rahmsauce: 3 – 4 EL Rahm in den Bratensatz geben, aufkochen, eindicken lassen und über den Fisch geben.

A7) Fleisch an Rahmsauce
Schnitzel, Kotelett, Entrecôte (Rippenstück), Hohrücken- oder Filetsteak

Für ein Abendessen sollten 80 – 120 g reichen. Das Fleisch mit Salz, Pfeffer, Senfpulver und allenfalls weiteren Gewürzen nach Wahl würzen. Bratbutter oder Öl gut erwärmen (nicht stark erhitzen), Fleisch hineingeben, mit einem Spritzschutzdeckel (Metallsieb oder aus Papier) decken; je nach Dicke des Stücks ca. 3 Minuten braten, zugedeckt auf kleiner Stufe je nach Dicke ca. 10 Min. fertig garen. Das Fleisch bleibt so zart und saftig; auf den vorgewärmten Teller geben.
Rahmsauce: s. oben

A8) Zuppa Pavese

Geben Sie ein schwach gebackenes Spiegelei in den Suppenteller und richten Sie die Bouillon darüber an. Das Ganze kann mit Reibkäse verfeinert werden.

A9) Bouillon mit Fleischresten oder Käsewürfelchen

Schneiden Sie Fleischreste oder harten Käse in kleine Würfelchen und erwärmen Sie beides in der Fleischbrühe. Soll das Abendessen noch nahrhafter sein, kochen Sie zuerst einige Kartoffelwürfelchen in der Brühe weich.

Desserts
Süsse Speisen veranlassen die Bauchspeicheldrüse umgehend, die Insulinproduktion zu steigern. Die Auswirkungen dieses Geschehens sind weiter vorne beschrieben (Grundlagen der Verdauung: Glukagon – Insulin). Ein Kaffee genügt zum Nachtisch. Das Dessert ist meist so überflüssig wie die Pfunde auf Ihren Hüften oder am Bauch.

Käse ist immer ein guter Abschluss einer Mahlzeit. Wenn Sie sich noch nicht richtig satt fühlen, können Sie den Käse mit Butter belegen. Vielfach wird Weissschimmelkäse als Dessertkäse eingesetzt, ein vollfetter Hartkäse ist jedoch vorzuziehen.

Zwischenverpflegung
Zwischenverpflegung ist sinnvoll bei Untergewicht, Neigung zu Unterzuckerung oder bei langen Zeitabständen zwischen den Mahlzeiten. Welche Produkte Sie wählen, hängt von Ihren Verpflegungsmöglichkeiten ab. Einige der nachfolgenden Vorschläge können Sie nur zu Hause umsetzen, ausser Haus müssen Sie sich nach den Gegebenheiten richten. Wenn am Arbeitsplatz ein Kühlschrank verfügbar ist, können verderbliche Esswaren dort aufbewahrt werden. Unterwegs im Auto können Sie eine Kühltasche mit Kühlelementen im Kofferraum mitführen. In guten Haushaltgeschäften sind auch kleine Kühlbeutel mit passenden Kühlelementen erhältlich, die Sie in einer Tasche fast überallhin mitnehmen können.

Vorschläge Zwischenverpflegung

Z1) **Käse-Sandwich**	Zwei Scheiben Käse mit Butter dazwischen. Wenn Sie das Käsehäppchen knackig mögen, legen Sie eine halbe Dattel auf die Butter.
Z2) **Rahmschaum mit Käse**	Geriebenen Käse (1–2 EL) mit Rahmschaum vermischen.
Z3) **Rahmschaum mit Banane**	Die Hälfte einer kleinen Banane oder eine Babybanane in Scheibchen schneiden und mit Rahmschaum vermischen.
Z4) **Gekochtes Ei oder Eiersalat**	Für die Verpflegung ausser Haus sollten die Eier ca. 6 Min. gekocht sein, damit das Eigelb nicht mehr zerfliesst. Wenn der Eiersalat über Mittag gegessen wird, können Sie ein wenig frischen Salat druntermischen. Die Devise lautet: immer mehr Eier als Salat.
Z5) **Pommes Chips nature mit Mayonnaise-Dip**	Achtung: Empfohlen sind nur Chips, die nur Kartoffeln, Sonnenblumenöl und Salz enthalten (Zusammensetzung beachten).
Z6) **Hacksteak**	Zutaten: 500 g Hackfleisch, 1 Ei, 2 TL Kartoffelstärkemehl, Salz, Pfeffer, Senfpulver, weitere Gewürze oder gehackte Küchenkräuter nach Wahl. Alle Zutaten vermengen, mit der Küchenmaschine oder von Hand verkneten, Steaks formen und bei mittlerer Hitze beidseitig anbraten. Dann die Hitze reduzieren und die Steaks zugedeckt ca. 25 Min. schmoren lassen. Mit dem Bratensatz können Sie eine Sauce zubereiten. Bereiten Sie mehrere Hacksteaks auf einmal zu, sie können tiefgekühlt werden und eignen sich für eine warme oder kalte Mahlzeit zu Hause wie unterwegs.

Vorschlag Dessert

Z7) Agar-Agar-Pudding

Zutaten: 100 ml Wasser, 1 leicht gehäufter TL Agar-Agar-Pulver (im Fachgeschäft erhältlich), 150 ml Rahm, 2 Eier, 2 TL Birnendicksaft oder 1 gehäufter EL Bananenflocken, 1 Prise Salz, evtl. 1 TL ungezuckertes Kakaopulver. Das Agar-Agar und evtl. das Kakaopulver in der Pfanne im kalten Wasser auflösen, 100 ml Rahm, Salz, Birnendicksaft oder Bananenflocken hinzufügen und unter ständigem Umrühren aufkochen. Die Eier mit den restlichen 50 ml Rahm in einem weiten Krug verquirlen und die kochende Crème unter ständigem Schlagen dazugiessen. Die noch flüssige Masse in Gläser oder Puddingförmchen abfüllen und stocken lassen. Der Pudding kann im Kühlschrank 2 Tage aufbewahrt und in gut schliessenden Gefässen auch mitgenommen werden. Mit 3 Eiern zubereitet ist er nahrhafter und als Zwischenverpflegung geeignet.

Verpflegung im Restaurant
Fleisch, Kartoffeln und Gemüse ist in den meisten Gastrobetrieben erhältlich, ebenso Spiegelei, Fisch oder Käse.

Verpflegung ausser Haus und bei Schichtarbeit
Das «Schaub-Kochbuch» enthält viele Rezepte und Tipps (siehe Seite 127).

Küchentipps und Rezepte

Die kohlenhydrat- und säurearme Ernährung besteht aus einfachen Gerichten, die sich mit geringem Zeitaufwand zubereiten lassen. In unserem Kochbuch (siehe Beschreibung im Anhang) sind 165 Rezepte und über 120 Farbbilder enthalten, die aufzeigen, wie abwechslungsreich und schmackhaft diese Ernährung gestaltet werden kann. Damit Sie auch ohne das Kochbuch einen praktischen Versuch unternehmen können, sind nachfolgend Menüvorschläge und Rezepte aufgeführt. Darin enthalten sind auch einige wenig bekannte Produkte, die unseren Speiseplan bereichern. Manche Gerichte eignen sich sowohl zum Frühstück als auch mit Ergänzungen als Mittagessen oder in kleineren Mengen als Abendessen.

Glasnudeln aus Mungobohnen

Glasnudeln sind ein Ersatz für Teigwaren. Sie enthalten weder Getreide noch Gewürze und sind deshalb für Allergiker besonders geeignet. Erhältlich sind sie in asiatischen Lebensmittelgeschäften und in Einkaufszentren in den chinesischen Abteilungen, allenfalls unter der Bezeichnung Lunkow-Vermicelli. Verwenden Sie in der kohlenhydrat- und säurearmen Ernährung keine Soja- oder Reisnudeln, sondern Glasnudeln aus Mungobohnenmehl. Glasnudeln sind rasch zubereitet, also eine Alternative zu Kartoffeln.

Zubereitung:
Die Glasnudeln ca. 5 Min. in gesalzenem Wasser leicht köcheln lassen. Nudeln mit einer Schere zerschneiden (es sind Endlosnudeln), Wasser abgiessen, wenig Butter oder Öl zugeben, sonst kleben die Nudeln zusammen. Gibt man wenig Safran ins Wasser, werden die Nudeln schön gelb.

Agar-Agar

Agar-Agar ist ein Algenpulver, das sich anstelle von Gelatine zur Herstellung von Pudding und Sülzen eignet.

Würz-Grundlagen

In der kohlenhydrat- und säurearmen Ernährung werden

Anleitung für die Küche

Masse und Produkte

100 ml = 1 dl
EL   = Esslöffel
TL   = Teelöffel

keine industriell aufbereiteten Esswaren und Würzprodukte verwendet; die darin enthaltenen Zusatzstoffe sind bei dieser Ernährung nicht erwünscht. Würzen Sie mit Salz, Pfeffer und anderen natürlichen Gewürzen sowie mit frischen, getrockneten oder tiefgekühlten Küchenkräutern. Auch die in Tuben oder Gläsern erhältlichen Senfpasten enthalten Zucker, Genusssäure und Konservierungsmittel. Wir verwenden reines Senfpulver. Sie können dieses in Streugläschen abfüllen und damit Eier-, Käse- und Fleischspeisen oder Saucen würzen.

Salatsauce
2 EL Sonnenblumen- oder Olivenöl
2 EL Rahm, wenige Tropfen Essig
1 Prise Salz, etwas Pfeffer
1 Msp. Senfpulver
weitere Gewürze oder gehackte Küchenkräuter nach Wahl

Rahmwürzcrème
50 – 100 ml Vollrahm (Schlagrahm)
1 Prise Salz, Pfeffer
1 Msp. Senfpulver
alles zusammen steifschlagen; weitere mögliche Zutaten: Dill, Estragon, geriebener Meerrettich

Mayonnaise
Mayonnaise herzustellen ist mit dieser Anleitung ganz einfach. 1 Ei (Zimmertemperatur), Senfpulver und natürliche Gewürze, evtl. Meerrettich, 2 dl Sonnenblumenöl (Zimmertemperatur) in ein hohes schmales Gefäss (Schraubglas) geben. Mit dem Stabmixer Ei und Gewürze fassen und mixen; sobald die Mayonnaise dick wird, Mixstab langsam hochziehen. Wenig Essig (ca. 1 TL) zugeben und umrühren. Die Mayonnaise kann in einem Glas mit Schraubdeckel im Kühlschrank eine Woche aufbewahrt werden.

Rahmschaum
Rahm kann man flüssig oder geschlagen geniessen, steifgeschlagener Rahm ist jedoch eher schwer verdaulich. Delikat und gut verträglich ist schaumiger Rahm. Dazu gibt

man flüssigen Vollrahm (Schlagsahne) in einen Schüttelbecher oder in ein Glas mit Schraubdeckel (das Gefäss zur Hälfte füllen) und schüttelt ihn ca. eine Minute lang kräftig. Man kann ihn auch mit einem normalen Rührwerk schlagen, bis er schaumig, aber nicht steif ist. Rahmschaum ist im Kühlschrank 2 Tage haltbar und kann immer wieder kurz aufgeschüttelt oder gerührt werden. Geschlagener Rahm lässt sich tiefkühlen.

Grundbrühe für Suppen und Saucen

Eine Grundbrühe kann mit den bekannten Gewürzen zubereitet und nach Belieben mit weiteren Zutaten ergänzt werden. Wenn Sie eine gehaltvolle Brühe haben möchten, kochen Sie darin ein Stück Rindfleisch oder ein Poulet. Die Kochzeit richtet sich nach den Zutaten. Wenn nur Gewürze und Gemüse verwendet werden, genügt eine Garzeit von 30 Min., mit Huhn beträgt sie 45 Min., mit Fleisch 2 Std. Man kann jeweils ein grösseres Quantum Brühe auf einmal zubereiten, sie etwas einkochen und in Eiswürfelbeutel oder andere Behälter abgefüllt tiefkühlen; dadurch ist immer welche verfügbar. Sie lässt sich auch zum Würzen von Gemüse oder Gratins verwenden.

Gewürze für die Brühe

Auf 3 l Wasser kommen 6 Pfefferkörner, 1 Lorbeerblatt, 1 Gewürznelke, 1 Stück Macis (Muskatblüte, wenn erhältlich), wenige Chilikörnchen (Peperoncini), evtl. ein Zweiglein Thymian oder Rosmarin, Estragon, Liebstöckel, wenig Ingwer oder Pilze sowie pro Liter Wasser 1 TL Salz. Die Gewürze können in einem Tee-Ei mitgekocht und nachher bequem entfernt werden.

Suppen

Die Grundbrühe kann für Kartoffel-, Glasnudel- oder Einlaufsuppe verwendet werden. Für Einlaufsuppe 1 Ei mit 2 EL Rahm verquirlen und in die heisse Brühe geben, aber nicht mehr kochen.

Saucen

Mit der Grundbrühe können Sie Saucen zu Fleisch-, Fisch-

oder Eiergerichten zubereiten. Für eine gebundene Sauce vermengt man weiche Butter mit 1–2 TL Kartoffelstärke, rührt das in die Brühe und kocht sie kurz auf. Das Butter-Kartoffelstärke-Gemisch lässt sich auf Vorrat herstellen. Es ist im Kühlschrank ca. zwei Wochen haltbar. Die Kartoffelstärke kann auch mit kaltem Wasser oder Rahm eingerührt werden, es bilden sich jedoch leichter Knöllchen.

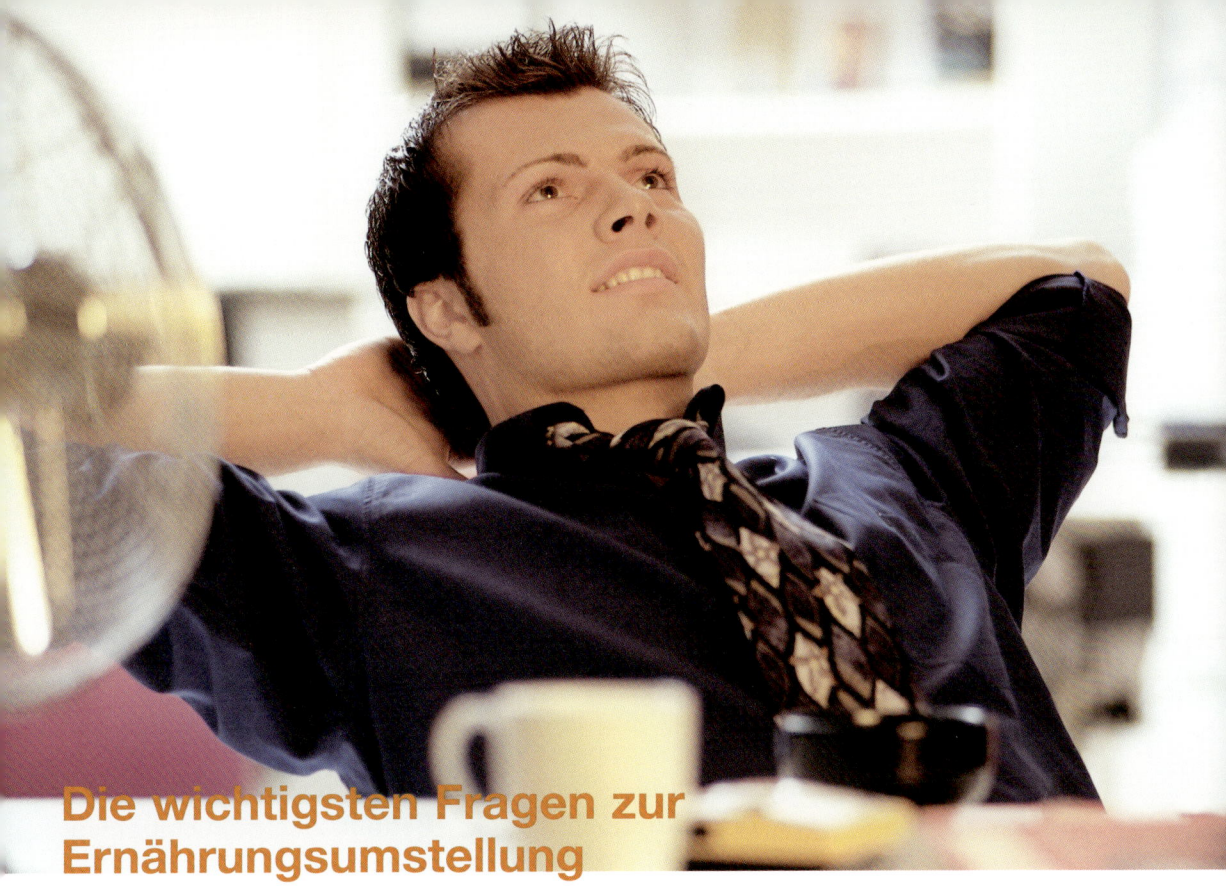

Die wichtigsten Fragen zur Ernährungsumstellung

Weniger Essen – mehr Bewegung?
Fachleute sind der Meinung, mit einer negativen Energiebilanz könne man den Körper zwingen, seine Fettdepots einzuschmelzen. Für viele Übergewichtige ist weniger essen und ein Erhöhen des Energieverbrauchs durch mehr Bewegung jedoch nicht machbar. Das Herumschleppen von 10, 20, 30 oder mehr Kilo Übergewicht ist an sich schon Schwerarbeit. Die zusätzliche Anstrengung durch ein Körpertraining führt zur Überbeanspruchung von Herz und Kreislauf und macht hungrig. Das Resultat solcher Bemühungen ist meist derart minimal, dass die Betroffenen bald einmal resignieren. Das Schlimmste daran aber ist das schlechte Gewissen; man denkt, man sollte, und setzt sich damit psychisch unter Druck.

Nach unserer Erfahrung führt der sanftere Weg – zusammen mit der richtigen Ernährung – zu besseren Ergebnissen. Ruhen Sie sich aus, wann immer Sie das Bedürfnis und die Möglichkeit dazu haben, und vermeiden Sie

Übermüdung. Haben Sie keine Hemmungen, sich auch tagsüber hinzulegen, wenn sich die Gelegenheit dazu bietet. Ihr Körper wird es Ihnen danken; er verwendet die eingesparte Kraft zum Abbau von Staugewebe und Fettdepots. Mit dem Ausruhen ist wirklich Nichtstun gemeint. Belasten Sie sich so wenig wie möglich mit Alltagsproblemen, und lesen Sie während der Ruhepausen auch keine Zeitung. Vermeiden Sie intensive Diskussionen, und hören Sie – wenn überhaupt – nur Musik. Wichtig ist jetzt einzig und allein, dass Sie sich wohl fühlen und es Ihnen besser geht.

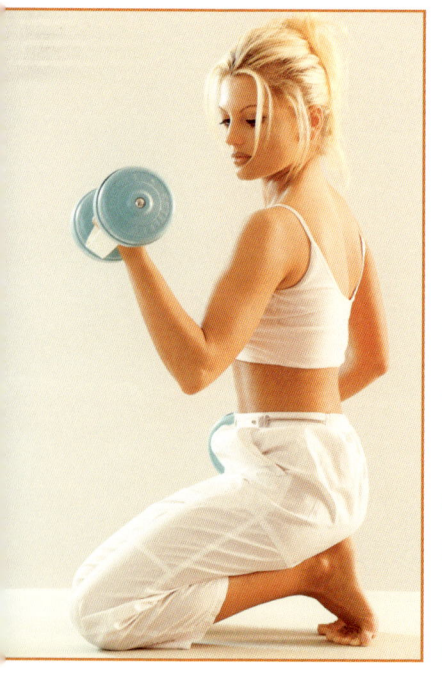

Trainieren Sie Ihren Körper erst, wenn Sie sich dazu in der Verfassung fühlen. Es soll Ihnen Spass machen, sich zu bewegen. Zwei bis drei Mal pro Woche 45 Minuten sind mehr als ausreichend.

Ein Ihrem Zustand angepasstes Übungsprogramm oder Körpertraining sollten Sie beginnen, wenn es Sie keine Überwindung mehr kostet, damit anzufangen. Solange Sie beim Treppensteigen ausser Atem geraten, fahren Sie ohne Schuldgefühle mit dem Lift, denn auch Selbstvorwürfe beeinträchtigen Ihre Befindlichkeit. Zu einer nicht anstrengenden Wanderung oder sonstigen Betätigung, die Ihnen Spass macht, sollten Sie sich schon einmal aufraffen; aber joggen Sie nicht keuchend durch die Gegend in der Meinung, Sie täten damit etwas für Ihre Figur. Bewegung ist sinnvoll für Herz und Kreislauf, den Aufbau der Muskulatur und für die Erhaltung der Knochensubstanz, darf aber keine Quälerei sein. Diese Empfehlungen klingen unglaublich – Sie müssen sie auch gar nicht glauben, probieren Sie sie aus und überzeugen Sie sich!

Kann es bei der Kostumstellung zu körperlichen Erscheinungen wie Frieren, Schwächegefühlen, Müdigkeitsanfällen kommen?
Der Übergang von kohlenhydratreicher zu kohlenhydratarmer Ernährung kann unterschiedliche Reaktionen auslösen. Kohlenhydrate sind mit Kohlen vergleichbar: Sie produzieren Energie – und dabei steigt die Leistungskurve. Aus diesem Grund essen Hochleistungssportler grosse Mengen Kohlenhydrate. Es gibt Menschen, die sich bei einer kohlenhydratreduzierten Ernährung müde und energielos fühlen, keinen Kick mehr haben. Vielfach haben sie zuvor reichlich Süssigkeiten konsumiert und

sich damit auf Trab gehalten. Sie haben Kohlenhydrate zum Doping gemacht und zeigen nun Entzugserscheinungen. Wir bezeichnen Kohlenhydratabhängige als Carboholiker (Carbo = Kohle). Die Energielosigkeit ist die Folge einer Unterzuckerung. Nahe liegend wäre, Zucker oder andere leicht resorbierbare Kohlenhydrate zu konsumieren. Doch das würde die Insulinausschüttung erneut anregen. Dadurch aber können Übergewichtige nicht abnehmen und Untergewichtige nicht zunehmen.

Es sollten alle Register gezogen werden, um von der Kohlenhydratabhängigkeit wegzukommen. Wenn Sie unter Müdigkeit und Energielosigkeit leiden, sollten Sie Ihre Lebenssituation überdenken. Welche Verpflichtungen könnten Sie, zumindest vorübergehend, zu Gunsten Ihres Wohlbefindens zurückstellen? Lassen Sie gelegentlich fünf gerade sein und gönnen Sie sich Ruhepausen, wo immer es sich machen lässt. Statt zum Kühlschrank zu schleichen oder Schokolade zu naschen, schlüpfen Sie, sofern Sie die Möglichkeit dazu haben, unter eine kuschelige Decke (evtl. mit Wärmflasche oder Heizkissen) oder legen sich im Liegestuhl an die Sonne. Wenn Sie Frust abreagieren müssen oder den Wunsch nach Streicheleinheiten haben, verwöhnen Sie sich mit guter Musik, einem guten Buch, einem Besuch im Solarium oder einer angenehmen Körpertherapie. Durch Ruhe, Wärme und Sich-selber-etwas-Gutes-Tun baut sich die Energie schnell wieder auf, ohne dass Sie essen müssen. Berufstätige sollten zuerst ausruhen, wenn sie nach Hause kommen, mit Vorteil mit der Bauchkompresse. Sie ist das beste Hilfsmittel, um Hungerattacken zu überwinden und den Körper bei der Umstellung von der Kohlenhydrat- auf die Fettverbrennung zu unterstützen.

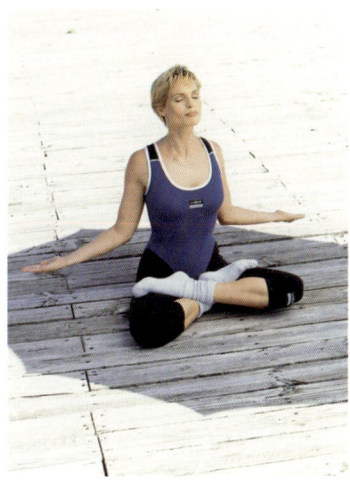

Gönnen Sie sich, wann immer möglich, bei einem Leistungseinbruch Ruhe. Verwöhnen Sie sich selber.

Schlafprobleme wegen Unterzuckerung

Bei der Umstellung auf kohlenhydratreduzierte Kost können wegen Unterzuckerung Schlafstörungen auftreten oder sich verstärken. Wenn Sie Mühe haben mit dem Einschlafen oder in der Nacht erwachen und nicht mehr einschlafen können, sollten Sie eine Kleinigkeit zu sich nehmen. Am besten sind einige Schlückchen Rahm, ein wenig Rahmschaum oder Käse und Butter. Mitunter genügt eine Tasse Tee, evtl. mit Rahm. Nach zwei Uhr nachts dürfen Sie auch eine kleine Frucht essen, denn um diese Zeit beginnen die Verdauungsorgane bereits wieder zu arbeiten. Bei Unterzuckerung hat man kalte Füsse und fröstelt allgemein. Schlafprobleme können aber auch durch eine Darmgärung infolge zu reichlichen Kohlenhydratkonsums auftreten. Dann sind die Füsse heiss, und Ihnen ist zu warm unter der Bettdecke.

Mein Gewichtsverlust stagniert plötzlich: warum?
Normalerweise zehrt der Körper bei reduzierter Nahrungsaufnahme von seinen Fettreserven. Dies ist jedoch nur möglich, wenn weniger Insulin ausgeschüttet wird. Wurden vor der Kostumstellung vorwiegend kohlenhydratreiche Produkte wie Obst, Fruchtsäfte, Gemüse, Salat, Brot, Müesli und/oder Teigwaren gegessen, bleibt die Bauchspeicheldrüse noch über einige Zeit überaktiv und infolgedessen der Insulinpegel im Blut erhöht. Gemäss Forschungsergebnissen aus den USA wird der Abbau der Speicherfettdepots dadurch gebremst. Mitunter stagniert er sogar, und das Gewicht bleibt hartnäckig unverändert. In diesem Fall muss der Kohlenhydratkonsum auf ein Minimum beschränkt werden. Das heisst: eine Weile gar kein Gemüse oder Salat und wenig Obst oder Kartoffeln. Haben Sie auch da den Mut zum Experiment, Sie werden ohne Grünfutter keinen Gesundheitsschaden erleiden. Sollten Sie sich bei dieser Kost nicht gut fühlen, können Sie den Versuch jederzeit abbrechen.

Vorteilhaft sind lange Zeitabstände zwischen den Mahlzeiten. Wenn Sie das Abendessen ausfallen lassen, ergibt dies eine Essenspause von etwa 14 Stunden. In dieser Zeit kann Speicherfett abgebaut und verbrannt werden. Viele Übergewichtige haben jedoch bei ihren früheren Diätversuchen gehungert, für sie kommen lange Nahrungspausen oft nicht mehr in Frage. Sie können die zweitbeste Variante wählen – Abendmahlzeiten ohne

Kohlenhydrate. Das heisst: weglassen von Kartoffeln, Glasnudeln oder Banane. So entstehen lange Pausen ohne Kohlenhydrate und das Gewicht geht zurück. Zwischenmahlzeiten sind – entgegen den Empfehlungen von Ernährungsfachleuten – bei Übergewicht nicht zweckmässig. Dies zeigt die Erfahrung einer Kursteilnehmerin: Frau M. hatte im Sommer an einem Wochenkurs teilgenommen und in 6 Tagen 1,8 kg abgenommen. Im Oktober besuchte sie nochmals einen Kurs. In den 3 Monaten dazwischen hatte sie zwar noch 8 cm an Umfang, jedoch nur noch ein Pfund an Gewicht verloren. Die Überprüfung ihres Speiseplans ergab, dass die Frau die richtigen Nahrungsmittel und auch mengenmässig nicht zu viel, jedoch auf 5 Mahlzeiten verteilt, gegessen hatte. In der zweiten Kurswoche nahm sie bei längeren Pausen zwischen den Mahlzeiten in 6 Tagen wiederum 1,5 kg ab.

Bekomme ich genügend Vitalstoffe mit dieser Ernährung?

Ernährungsfachleute weisen stets auf den Vitamingehalt von Obst, Gemüse, Salat und Vollkornerzeugnissen hin und betonen, man müsse davon viel essen. Es ist deshalb verständlich, wenn gegen ein Ernährungssystem Bedenken aufkommen, das den Genuss dieser Produkte einschränkt und teilweise sogar ablehnt, wie dies bei der kohlenhydrat- und säurearmen Ernährung der Fall ist. Wir haben uns mit diesen Fragen eingehend befasst und sind zu folgendem Ergebnis gekommen:

Die meisten Vitamine sind auch in Butter, Rahm, Käse, Eier, Fleisch und Fisch enthalten. Zudem können die fettlöslichen Vitamine A, D, E und K nur in Verbindung mit Fett, die B-Vitamine nur zusammen mit Eiweiss vom Körper aufgenommen werden. Durch den täglichen Verzehr von Früchten, wie er in der kohlenhydrat- und säurearmen Ernährung beim Frühstück vorgesehen ist, reicht die Vitaminversorgung gut aus. Der Grund liegt darin, dass in der kohlenhydrat- und säurearmen Ernährung keine Vitaminräuber wie Zucker oder Weissmehlprodukte enthalten sind. Darum müssen auch nicht viele

Vitamine zugeführt werden; Zusatzpräparate sind nicht erforderlich. Manche unserer Klienten befolgen diese Ernährung schon über 20 Jahre, und auch nach 40 Jahren mit dieser Kostform sind keine Mangelerscheinungen aufgetreten.

Muss ich Bedenken haben wegen des Cholesterinspiegels?
Kalorien und Cholesterin diktieren heute den Speiseplan gesundheitsbewusster Menschen. Aus Angst vor Herzinfarkt und Arterienverkalkung verzichtet man auf vieles, was man eigentlich gerne essen möchte. In der kohlenhydrat- und säurearmen Ernährung aber sind ausgerechnet die von der Ernährungswissenschaft als Risikoprodukte bezeichneten Nahrungsmittel nicht nur erlaubt, sie stehen anteilmässig sogar im Vordergrund. Wie kommt das?

Anfang der Sechzigerjahre legten wir den Grundstein zu diesem Ernährungskonzept. Zu dieser Zeit war das Thema Cholesterin noch nicht aktuell. Als es einige Jahre später in die Schlagzeilen kam, konnten wir mit unserem Kostsystem, besonders bei chronisch-degenerativen Erkrankungen des Bewegungsapparats, bereits aussergewöhnliche Erfolge verzeichnen. Sollten wir nun wegen der allenfalls nachteiligen Auswirkungen cholesterinhaltiger Lebensmittel von unseren Richtlinien abweichen, mit dem Risiko von Rückfällen bei rheumatischen Erkrankungen? Um eine Antwort auf diese Frage zu finden, schlugen wir den experimentellen Weg ein. Es bot sich uns die Möglichkeit, im Zentral-Labor des Waidspitals in Zürich, die Werte von 50 Teilnehmern an unseren Ferienkursen hinsichtlich Cholesterin, Harnsäure und weiterer Blutwerte überprüfen zu lassen. Die guten Laborresultate bei dieser Personengruppe und auch Langzeitkontrollen an uns selber und zahlreichen Klienten bewogen uns, an unseren Ernährungsrichtlinien nichts zu ändern.

Es war einmal in Russland...
Begonnen hat die Cholesterin-Geschichte vor ca. 100 Jahren im zaristischen Russland. Man verfütterte grosse Mengen Eigelb und Hirn an Kaninchen. Spätestens hier sollten wir stutzig werden, denn wenn die Hirnsubstanz einen hohen Cholesterinanteil hat, dann kann der Stoff so schlecht nicht sein. Hinzu kommt, dass Kaninchen normalerweise keine Eier und kein Fleisch, also keine cholesterinhaltige Nahrung fressen. Sie sind nämlich Nager, und die leben von Pflanzen. Kaninchen können in freier Natur niemals an solche Mengen Cholesterin gelangen. Bei diesem Fütterungsversuch stieg nun das Serumcholesterin der Tiere innerhalb einer Woche dramatisch hoch an; weit über die Werte hinaus, die normalerweise beim Menschen angetroffen werden. Man hat die armen Tiere regelrecht mit Cholesterin vergiftet. An den Arterienwänden lagerte sich Fett ab. Dies verleitete zur Annahme, dass der Verzehr von Fett, besonders von tierischem Fett, zu einem erhöhten Cholesterinspiegel und damit zu Arteriosklerose der Herzkranzgefässe führe und so über kurz oder lang zu ihrem Verschluss.

Empfehlungen zur Prophylaxe und zur Senkung des Blutcholesterinspiegels waren der Ursprung der Lipid-Theorie. Diese wurde in den Sechzigerjahren um die Theorie erweitert, dass mit ein- und mehrfach ungesättigten Fettsäuren, die aus Pflanzen stammen, hohe Cholesterin- und Blutfettwerte gesenkt werden könnten und somit Schutz vor dem Herztod bieten würden.

Nun sind aber in den gefässverschliessenden Innenwand-Zellwucherungen keine nennenswerten Cholesterinmengen zu finden. In den Gefässeinlagerungen beträgt der Cholesterinanteil beim Menschen nur gerade ein Prozent. Also ist die Theorie, dass Cholesterin die Herzkranzgefässe verstopfe, so richtig wie die Theorie, die Erde sei eine Scheibe. Um Ihr Kaninchen artgerecht zu füttern, geben Sie ihm Karotten, Gras und Heu. Die Butter können Sie selber essen, Sie tun sich und dem Kaninchen damit einen Gefallen.

Cholesterin ist kein so gefährlicher Stoff, wie man uns immer glauben machen will. Im Gegenteil: Er ist so wichtig für den Körper, dass er ihn selber herstellt. 80% des Cholesterins in Ihrer Blutbahn wird von Ihrem eigenen Organismus in Ihrer Leber produziert. Cholesterin ist ein elementarer Baustein aller Körperzellen und für unseren Stoffwechsel, die Verdauungssäfte- und Hormonproduktion lebenswichtig. Die Nebennieren bestehen zur Hälfte aus reinem Cholesterin. 20% der Trockenmasse unseres Gehirns besteht aus Cholesterin. Sogar das angeblich durch Cholesterin gefährdete Herz des Gesunden besteht zu 10% aus Cholesterin, ebenso die Lunge. Muttermilch enthält sogar doppelt so viel Cholesterin wie Kuhmilch. Es ist eher unwahrscheinlich, dass die Natur das Herz von Säuglingen schädigt. In Tat und Wahrheit können wir ohne Cholesterin gar nicht leben.

Wo finden wir Cholesterin im Körper?
Cholesterin ist Bestandteil jeder Zellmembran. Es verleiht den Zellen Stabilität und schützt die Nerven, und es ist Ausgangsmaterial für die Gallenflüssigkeit. Diese benötigen wir für die Fettverdauung und zur Aufnahme der fettlöslichen Vitamine A, D, E und K. Cholesterin ist der Grundstoff für die meisten Sexualhormone wie Östrogen. Es liefert die Grundsubstanzen für Stresshormone und hilft uns, Stress zu bewältigen. Wir benötigen es für den Aufbau des Immunsystems, und es verleiht den Blutzellen Elastizität.

Dennoch beruht zu Beginn des neuen Jahrtausends die Lipid- bzw. Cholesterintheorie noch immer auf der simplen Annahme, dass Cholesterin und gesättigte Fettsäuren in der Nahrung das Serumcholesterin erhöhen und zu Gefässverschlüssen führen und koronare Herzerkrankungen durch die Senkung des Cholesterinspiegels verhindert werden können.

Woher aber kommt eigentlich der Laborwert von 200 mg% Cholesterin als zulässige Obergrenze, auf die Ärzte und Patienten starren wie das Kaninchen auf die

Schlange? Der Wert beruht auf der Ansicht, dass koronare Herzkrankheiten bei Werten unter 160 mg% Gesamtcholesterin seltener vorkommen, ab 220 mg% das Krankheitsrisiko aber linear ansteigt. Träfen diese Empfehlungen zu, so wären bei den 50- bis 59-Jährigen 84% der Männer und 93% der Frauen behandlungsbedürftig. Das würde einen grossen Teil der Bevölkerung zu Langzeitpatienten machen, die bis zum Ende ihrer Tage behandlungsbedürftig wären, denn die Serumcholesterin-Konzentration steigt unabhängig von der Art der Ernährung mit dem Alter ganz natürlich an. Dies verursacht im Gesundheitswesen ungerechtfertigte Kosten in Milliardenhöhe und verhindert, dass die wahren Gründe für die Entstehung von Herzkrankheiten aufgeklärt werden.

In folgendem Auszug aus Prof. Dr. med. Walter Hartenbachs Buch «Die Cholesterin-Lüge» (Herbig-Verlag, Mai 2002) sind zum Thema Cholesterin übereinstimmende Aussagen von diesen Wissenschaftlern zusammengefasst:

Professor Dr. M. Apfelbaum, Universität Paris;
Professor Dr. M. Berger, Universität Düsseldorf, Abteilung Stoffwechsel und Ernährung;
Professor Dr. D. Borgers,
Wissenschaftszentrum für Sozialforschung, Medizin und Epidemiologie, Berlin;
Dr. G. Glaeske, Sprecher des Verbandes der Angestelltenkrankenkassen;
Professor Dr. W. Hartenbach, Universitäten München und Mainz;
Professor Dr. J. Holtmeier, Universität Freiburg;
Professor Dr. H. Immich, St. Peter-Ording,
Fachmann für die Bewertung von Statistiken;
Professor Dr. M. Kaltenbach, Universität Frankfurt am Main;
Professor Dr. T. B. Newman, Universität San Francisco;
Professor Dr. P. Skrabanek, Universität Dublin;
Professor Dr. Dr. W. E. Stehbens,
Universität Wellington, Neuseeland;
Dr. med. oec.troph. N. Worm, München

- Der Cholesterin-Normalwert von Erwachsenen beträgt 250 mg/dl und nicht 200 mg/dl*
- Die Ursachen für Arteriosklerose sind Erbanlagen, Nikotin, Bluthochdruck, Diabetes, Gicht und Dauerstress.
- Arteriosklerose ist eine bindegewebig-zelluläre Verhärtung der Gefässwände. Die Cholesterineinlagerung beträgt maximal 1%.
- Cholesterin hat keinen Einfluss auf die Entstehung einer Arteriosklerose oder eines Herzinfarkts.
- Die Leber bildet Cholesterin und steuert den Cholesterinhaushalt. Eine Steigerung oder Senkung des Cholesterinspiegels durch die Nahrung ist nur kurzfristig und nur gerade um 5% möglich.

Die sich widersprechenden Äusserungen verschiedener Wissenschaftler führen zu einer allgemeinen Verunsicherung. Ihnen, liebe Leserin, lieber Leser, bleibt jedoch die Möglichkeit des Experimentierens: Nur was Sie am eigenen Leib erfahren, stimmt für Sie. Übergewicht und Bluthochdruck werden als die grössten Risikofaktoren für Herz- und Kreislauferkrankungen bezeichnet. Solange bei einer Ernährungsweise die überflüssigen Pfunde schwinden und der Blutdruck normal wird oder ist, droht keine Gefahr seitens des Cholesterins. Wenn sich die Figur, das Aussehen und Befinden verbessern, ist es unwahrscheinlich, dass sich irgendwo im Körper ein bedrohlicher Zustand entwickelt.

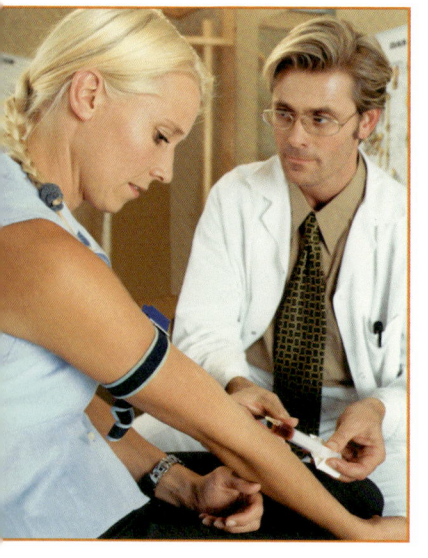

Auch bei Diabetes kann die kohlenhydrat- und säurearme Ernährung angewendet werden.

Ich habe Diabetes, kann ich die kohlenhydrat- und säurearme Ernährung trotzdem befolgen?
Die kohlenhydrat- und säurearme Ernährung kann auch bei Diabetes erfolgreich angewendet werden. Durch die Kostumstellung verbessert sich das Gesamtbefinden, und meist sinken der Blutzucker, allfälliges Übergewicht und der Blutdruck sehr schnell; zudem werden Durchblutungsstörungen besser. Insulinpflichtige sollten die Umstellung zu einem Zeitpunkt vornehmen, zu dem sie nicht unter Stress stehen. Die folgenden Anweisungen sind dazu unbedingt zu beachten:

Ernährung

Insulinpflichtige Diabetiker sollten zu Beginn der Umstellung gleich viele, jedoch etwas kleinere Mahlzeiten einnehmen als zuvor. Allenfalls vom Arzt festgesetzte Brotwerte rechnen Sie auf die von uns empfohlenen Nahrungsmittel um. Sie können beispielsweise statt 20 g Brot ca. 60 g Kartoffeln essen. Rahm (Sahne) enthält so wenig Milchzucker (Kohlenhydrate), dass er nicht ins Gewicht fällt. In der kohlenhydrat- und säurearmen Ernährung ist mehr Fett enthalten als in der offiziellen Diabetesdiät. Dies wirkt sich in keiner Weise nachteilig aus, denn Sie essen insgesamt weniger, insbesondere Kohlenhydrate. Wenn sich der Organismus auf die neue Ernährung eingestellt hat, können Sie die Anzahl Mahlzeiten allmählich reduzieren.

Medikation

Insulinpflichtige Diabetiker müssen den Blutzucker vor jeder Insulingabe messen und die Insulineinheiten entsprechend anpassen. Bei der Kostumstellung muss die Insulinzufuhr wegen des verminderten Kohlenhydratkonsums meist erheblich reduziert werden. Beim Diabetes Typ 2 führt die Einhaltung der kohlenhydrat- und säurearmen Ernährung zu einer Stabilisierung des Blutzuckers; manchmal sind nur noch minimale und mitunter gar keine Insulingaben mehr erforderlich. Das Insulin darf jedoch nur unter ärztlicher Überwachung abgesetzt werden. Wenn der Diabetes mit Medikamenten therapiert wird, kann oder muss die Einnahme der Tabletten oft schon nach wenigen Tagen erheblich gesenkt und nicht selten ganz ausgesetzt werden.

Hypoglykämie

Um bei Unterzuckerung rasch reagieren zu können, sollten Diabetiker immer etwas Traubenzucker oder Glycoramin in Griffnähe haben. Bei einer leichten Hypoglykämie genügt es auch, einige Schlückchen Rahm oder ein Stück Banane oder Käse zu sich zu nehmen. Da bei dem heute häufig verwendeten Humaninsulin die Symptome einer Unterzuckerung wie Unbehagen, Zittern, Schwindel, Schweissausbrüche weniger deutlich wahrnehmbar sind, empfiehlt es sich, den Blutzuckerspiegel eher an der oberen zulässigen Grenze zu belassen. Ein vorübergehend etwas erhöhter Blutzucker ist weniger gefährlich als das Risiko, wegen einer Unterzuckerung ins Koma zu fallen.

Diabetesprodukte
So genannt zuckerfreie Süssigkeiten wie Kaugummi, Bonbons, Lutschtabletten, Konfitüren sowie manche Medikamente, Aufbau- und Stärkungsmittel enthalten Sorbit/Sorbitol, Mannit/Mannitol, Xylit/Xylanose oder künstliche Süssstoffe (Aspartam, Assugrin, Cyclamat usw.); sie sollten in der kohlenhydrat- und säurearme Ernährung nicht konsumiert werden.

Juveniler Diabetes
Bei Diabetes im jugendlichen Alter muss die Ernährungsumstellung sehr gut überwacht erfolgen. Die Insulingaben müssen dem jeweiligen Blutzuckerspiegel angepasst werden. Eine Reduktion der Insulinzufuhr ist möglich; die Chance, das Insulin ganz absetzen zu können, ist jedoch gering.

Ich nehme Medikamente. Was muss ich beachten?
Allfällige Schmerzmittel können Sie so weit reduzieren, wie es die Beschwerden erlauben, ohne dass Sie leiden. Diabetes- und Blutdruckmedikamente müssen den Messresultaten angepasst werden. Beim Übergang zu einer kohlenhydrat- und säurearmen Ernährung kann der Blutzuckerspiegel innert Stunden, der Blutdruck innerhalb weniger Tage erheblich absinken. Dadurch besteht bei gleichbleibender Medikation das Risiko von herabgesetzter Aufmerksamkeit, Benommenheit, Müdigkeit und Schwindelanfällen. In diesem Fall sollten Sie eine Anpassung der Medikation mit Ihrem Arzt besprechen oder im Schaub-Institut Rat einholen. Die Einnahme von Herz- und Kreislaufmitteln darf keinesfalls ohne ärztliche Überwachung verändert werden.

Wenn sich Ihr Gewicht nach unten korrigiert und Sie sich allgemein besser fühlen, dürfen Sie Ihren Arzt auf eine mögliche Reduktion der Medikation ansprechen. Von ärztlicher Seite wird diesbezüglich kaum etwas unternommen, wenn Ihre Befunde zuvor über längere Zeit unverändert waren. Lassen Sie Ihren Zustand also gelegentlich neu überprüfen.

Ich habe Stuhlgangschwierigkeiten während der Umstellung. Was kann ich tun?
Durch ballaststoffreiche Nahrung gewöhnt sich der Darm an einen voluminösen Inhalt, und die entstehenden Gase weiten ihn zusätzlich aus. Bei der Umstellung auf eine kohlenhydrat- und säurearme Ernährung vermindert sich dieser Fülleffekt und damit auch der Entleerungsanreiz. Aus diesem Grund kann vorübergehend Verstopfung auftreten oder eine bestehende Darmträgheit nicht sogleich besser werden. Bei Stuhlgangschwierigkeiten versuchen wir, die Ausscheidung mit schonenden Massnahmen anzuregen. Zunächst ist auf ausreichende Flüssigkeitszufuhr zu achten. Dazu wird am Morgen nach dem Aufstehen und etwa 10 Minuten vor jeder Hauptmahlzeit ein grosses Glas Wasser getrunken. Über den Tag trinkt man zusätzlich nach Bedarf. Wenn das Leitungswasser qualitativ unbedenklich ist, kann dieses verwendet werden. Ebenfalls günstig wirkt sich ein 30-minütiger Spaziergang pro Tag aus.

Es stellt sich hier die Frage, was als normale Darmtätigkeit betrachtet werden kann. Aus medizinischer Sicht sind zwei Entleerungen pro Tag genauso normal wie zwei pro Woche. So pauschal möchten wir die Situation nicht beurteilen. Zweimal Stuhlgang am Tag ergibt sich bei ballaststoffreicher und gärfreudiger Ernährung. Nur dann ist überhaupt so viel Material im Darm vorhanden, doch dabei besteht das Risiko von Darmreizungen und Gärung. Gärungszustände sind daran erkennbar, dass darunter Leidende morgens Mühe haben, aus dem Bett zu kommen; sie sind müde und missgelaunt (Morgenmuffel). Auch bei nur zwei Ausscheidungen pro Woche muss das Allgemeinbefinden der Betroffenen beachtet werden. Treten Staugefühle im Bauch, Benommenheit, Kopfschmerzen oder andere Unpässlichkeiten auf, dann ist ein solcher Entleerungsrhythmus nicht zufrieden stellend. Bei einer verdauungsfreundlichen Ernährung werden die Verdauungswege nicht gereizt oder überfüllt. Bereits geschädigte Gedärme können sich mit der Zeit regenerieren und ihre natürliche Funktionsfähigkeit (Peristaltik) zurückgewinnen.

Massnahmen bei Verstopfung
Eine Verstopfung darf man nicht anstehen lassen. Die meisten Abführpräparate aber reizen den Darm, damit er veranlasst wird, sich zu entleeren. Dadurch wird die Darmschleimhaut zunehmend geschädigt, was zur Folge hat, dass immer stärkere Hilfsmittel angewendet werden müssen und die Verstopfung noch hartnäckiger wird. Unser Bestreben ist es, den Darm so schonend wie möglich zur Ausscheidung zu veranlassen, damit er sich erholen und zur Eigentätigkeit zurückfinden kann. Als optimales Therapeutikum bietet sich die Bittersalz-Kur an.

Darmreinigende Salze sind als Bitter-, Glauber- oder Karlsbadersalz bekannt. Sie sind keine eigentlichen Abführmittel, sondern verhindern lediglich, dass das mit dem Salz aufgenommene Wasser im Darm resorbiert wird. So kommt es zu einer Verflüssigung des Stuhls und damit zu einer erleichterten Passage durch den Dickdarm. Der Darm wird dadurch nicht gereizt, sondern milde ausgeschwemmt. Bittersalz ist eine Magnesiumverbindung und wird von führenden Fastenärzten empfohlen. Es ist auch unter der Bezeichnung Magnesium-Sulfat in Apotheken auf nahezu der ganzen Welt erhältlich. Im Handel sind auch Magnesiumkompositionen, die Zucker, Sorbit oder Aspartam enthalten (besonders in Italien). Süss schmeckendes Bittersalz ist in der kohlenhydrat- und säurearmen Ernährung aber nicht erwünscht.

Die Anwendung von Bittersalz
Man gibt 1 TL Bittersalz in ein grosses Glas, löst es in wenig heissem Wasser auf und füllt kaltes Wasser nach

(Trinkmenge mind. 200 ml). Die Wirkung kann über die Salzmenge gesteuert werden. Bei leichter Verstopfung genügt ein gestrichener oder schwach gehäufter Teelöffel, bei stärkeren Stuhlgangschwierigkeiten braucht es mehr. Das Bitterwasser wird etwa eine halbe Stunde vor dem Frühstück getrunken, die Entleerung erfolgt normalerweise kurz nach dem Frühstück in einem Schub. Danach ist die Angelegenheit meist erledigt, weitere Ausscheidungen über den Tag kommen selten vor. Es ist wichtig, dass nach dem Essen genügend Zeit für den Aufenthalt am stillen Örtchen bleibt. Wird das Entleerungsbedürfnis unterdrückt, dann funktioniert es oft den ganzen Tag nicht mehr. Wenn am Morgen zu wenig Zeit ist, kann man das Bitterwasser allenfalls auch eine halbe Stunde vor dem Abendessen nehmen. Der Magen muss jedoch leer sein, zuvor darf während mindestens 4 Stunden nichts gegessen werden; Getränke können Sie zu sich nehmen. Der zeitliche Abstand zur letzten Mahlzeit ist über Nacht länger, deshalb ist die Anwendung am Morgen nach Möglichkeit vorzuziehen.

Das Bitterwasser hat den Vorteil, dass es schnell wirkt und deshalb nur eingesetzt wird, wenn eine Anwendung wirklich angezeigt ist. Nach der Einnahme des Bitterwassers sollte eine Pause von 30 Minuten bis zur nächsten Mahlzeit eingehalten werden. Es muss aber innerhalb einer Stunde etwas gegessen oder reichlich getrunken werden, damit die Peristaltik und dadurch die Entleerung angeregt wird. Aus diesem Grund wirkt das Bitterwasser nicht, wenn es vor dem Schlafengehen genommen wird; am Morgen kann die Wirkung ebenfalls ausbleiben, wenn danach über mehrere Stunden keine Nahrungsaufnahme oder Flüssigkeitszufuhr erfolgt. Durch die Ausschwemmwirkung sind die Entleerungen manchmal dünnflüssig. Dies soll Sie nicht beunruhigen, es ist kein Durchfall im eigentlichen Sinne.

Bei Stuhlgangschwierigkeiten aufgrund der Ernährungsumstellung ist es sinnvoll, das Bitterwasser anfangs jeden zweiten Tag zu nehmen und an den Zwischentagen morgens Wasser zu trinken. Oft erfolgt nach einer ausreichenden Entleerung am nächsten Tag keine Ausscheidung, weil sich zu wenig Stuhlmasse im Darm befindet. Solange man sich wohl fühlt dabei, ist dies kein Nachteil. Nach 4 – 6 Wochen beginnt man Pausen von 3 – 4 Tagen einzulegen, und wenn sich die Ausscheidung normalisiert, wird die Bitterwasser-Kur beendet. Das Wassertrinken morgens beim Aufstehen und vor den Hauptmahlzeiten darf jedoch nicht vernachlässigt werden. Damit sich der Darm regeneriert und die Ausscheidung durch die Peristaltik normal zu funktionieren beginnt, sollten die Regeln der kohlenhydrat- und säurearmen Ernährung eingehalten werden. Die Bitterwasser-Kur allein, ohne Ernährungsmassnahmen, genügt nicht für einen Dauererfolg, und eine regelmässige Anwendung über lange Zeit ist nicht unbedenklich.

Die Bauchkompresse
Durch eine Wärmekompresse auf dem Bauch werden Verspannungen und Verkrampfungen im Verdauungsbereich gelöst, die Durchblutung der Verdauungsorgane angeregt und vermehrt Verdauungssäfte produziert. Dadurch werden die Speisen besser aufgeschlossen und dem Körper hochwertigere Nährstoffe zugeführt. Unserer Erfahrung nach nehmen Übergewichtige mit dieser Anwendung schneller ab, Untergewichtige nehmen rascher zu. Bei Erschöpfungszuständen, Gemütsverstimmungen und gesundheitlichen Schwierigkeiten ist die Bauchkompresse ebenfalls eine echte Hilfe. Gesunde können damit ihre Leistungsfähigkeit steigern und sich schneller erholen. Besonders Berufstätige, die abends abgespannt nach Hause kommen, sollten sich diese Wohltat gönnen. Dadurch gelingt es besser, das Abendessen knapp zu halten. In der Müdigkeit fehlt oft die Kraft für die Disziplin; man isst dann nicht eigentlich wegen des Hungers, sondern weil man sich verbraucht fühlt. Vermeiden Sie es, sich müde an den Tisch zu setzen. Dies möchte ich vor allem den Hausfrauen nahe legen; sie können die Kompresse am späten Vormittag (vor dem Kochen) vornehmen. Bei Unter- oder Übergewicht und Schwächezu-

ständen ist es von Vorteil, die Kompresse – sofern zeitlich möglich – vor dem Mittag- und Abendessen anzuwenden. Nehmen Sie sich diese Zeit, Sie fühlen sich danach besser und sehen auch besser aus.

Die Anwendung der Kompresse
Für die Kompresse werden ein flauschiges Frotteetuch von 50x90 cm und eine Wärmeflasche benötigt. Füllen Sie die Wärmeflasche mit so viel heissem Wasser, dass sie immer noch flach aufliegt. Das Frotteetuch wird dreifach zusammengefaltet und mit wenig sehr heissem Wasser angefeuchtet. Es soll nicht ganz durchnässt sein, und der Rand muss trocken bleiben. Nun legen Sie die nasse Seite des Tuches aufeinander und rollen es fest zusammen. Dadurch dringt der Dampf in das Tuch, und die Wärme wird gespeichert. Dann legen Sie sich hin, rollen das Tuch auf und legen die nasse Seite auf den entblössten Bauch. Sollte die Kompresse zu heiss sein, kann sie etwas angehoben werden, bis die Temperatur erträglich ist. Jetzt kommen die Wärmeflasche drauf und eine Decke darüber. Es darf kein elektrisches Heizkissen verwendet werden. Die Bauchkompresse darf nicht nach einer Mahlzeit angewendet werden. Insulinpflichtige Diabetiker dürfen die Kompresse nicht anwenden. Ihr Temperaturempfinden kann beeinträchtigt sein, dann besteht die Gefahr von Verbrennungen mit Blasenbildung, die oft schwer heilen.

Fehlersuche
Abendessen und Dessert entscheiden oft über Erfolg und Misserfolg. An den folgenden Merkmalen können Sie ablesen, ob das Abendessen zu reichlich war oder andere Ernährungsfehler passiert sind.

- Mühe mit Einschlafen, unruhiger Schlaf, unbegründetes Erwachen, wirre Träume
- Schwitzen im Bett, heisse Füsse, schlechter Mund- und Körpergeruch
- Nervosität, Angstzustände
- Zunehmende Beschwerden oder Schmerzen, Beinkrämpfe

- Schnarchen (Menge!)
- Mühsames Erwachen am Morgen, Benommenheit, Steifheit im Nacken und in den Gliedern
- Starregefühl in der Gesichtsmuskulatur, kleine Augen, käsiges Aussehen
- belegte Stimme, morgens Verschleimung im Rachen
- Völlegefühl, saures Aufstossen, Magenbrennen, Blähungen, feuchte Hände, Fussschweiss
- stark riechender gefärbter Urin (Trinkmenge!)
- übelriechender Stuhl, der nach dem Spülen noch klebt, ungeformter oder harter Stuhl

Solche Unannehmlichkeiten sind für alle feststellbar, dadurch können Sie selber beobachten, bei welcher Kostform sich Ihr Zustand verbessert. Die hier beschriebenen Symptome können bei Über- und Untergewichtigen oder bei Menschen mit einer normalen Figur auftreten, und sie können mit einer geeigneten Ernährung erfolgreich angegangen werden.

Sollten Sie die Fehler nicht selber finden oder mit dem Ergebnis nicht zufrieden sein, führen Sie über mehrere Tage ein Speiseplanprotokoll und senden Sie es zur Kontrolle ans Institut.

Speiseplankontrolle

Das Speiseplanprotokoll

Anhand einer Speiseplankontrolle können Sie feststellen, ob Sie bestimmte Produkte nicht vertragen oder allenfalls noch Essfehler vorkommen. Kopieren Sie die Protokoll-Vorlagen auf den folgenden Seiten einige Male und notieren Sie, was und wie viel Sie zu sich nehmen. Es ist wichtig, ob Sie 20 oder 70 g Käse, einen halben oder einen ganzen Apfel, eine kleine oder drei grosse Kartoffeln essen. Falls Sie die Gewohnheit haben, zwischen den Mahlzeiten etwas zu naschen, sollten Sie ein Notizblöckchen und einen Bleistift in Griffnähe haben. Auch Nahrungsergänzungsprodukte, Vitaminpräparate, Naturheilmittel und Medikamente sollten aufgeführt werden. Solche scheinbaren Nebensächlichkeiten werden oft vergessen, und ausgerechnet sie können Stolpersteine sein und den Erfolg beeinträchtigen. Auf diese Weise können Sie selber feststellen, was Ihnen bekommt oder nicht. Denken Sie nicht, das sei ein mühevolles Unterfangen, es kann zu einer interessanten und spannenden Erfahrung werden. Zudem sind diese Aufzeichnungen eine vorübergehende Angelegenheit, bis Sie die Ihnen zusagende Ernährungsweise, sozusagen Ihre individuelle Wohlfühlkost, zusammengestellt haben.

Sie können die Speiseplanprotokolle auch zusammen mit einer Schaub-Beraterin in Ihrer Region besprechen. Nach einer intensiven Ausbildung bei uns im Schaub-Institut besuchen unsere Beraterinnen jährlich Weiterbildungen, um auf dem neusten Stand zu bleiben. Die Adressen erfahren Sie bei uns im Schaub-Institut oder auf unserer Web-Site www.schaub-institut.ch

Speiseplanprotokoll

Datum:_____

Medikamente und Präparate zur Zeit der Einnahme aufführen:

_____

Vor dem Frühstück:
❏ Wasser ❏ Tee ❏ Bitterwasser ❏ 2 x Bitterwasser

Frühstück:
Zeit:	Getränke:	Genaue Angaben über die Menge der Speisen:

Zwischenmahlzeit:
Zeit:	Getränke:	Genaue Angaben über die Menge der Speisen:

Mittagessen:
Zeit:	Getränke:	Genaue Angaben über die Menge der Speisen:

Zwischenmahlzeit:
Zeit:	Getränke:	Genaue Angaben über die Menge der Speisen:

Abendessen:
Zeit:	Getränke:	Genaue Angaben über die Menge der Speisen:

Später: _____

In der Nacht: _____

Bemerkungen

_____
_____

Das Befindensprotokoll

Im Befindensprotokoll tragen Sie Ihre Beobachtungen ein. Der Organismus meldet oft innert Stunden, in der folgenden Nacht oder spätestens am nächsten Tag, was Ihnen bekommt und was nicht. Durch das Wahrnehmen Ihrer körperlichen und psychischen Verfassung lernen Sie Ihre persönlichen Bedürfnisse und Empfindlichkeiten kennen.

Befindensprotokoll Datum: _____

Bemerkungen am Tag der Speiseplan-Aufzeichnung

Befinden/Beschwerden

_____
_____
_____
_____

Aufzeichnungen am nächsten Tag

Befinden:	❑ gut	❑ mittelmässig	❑ schlecht
Geschlafen:	❑ gut	❑ mittelmässig	❑ schlecht
Aufgestanden:	❑ gut	❑ mittelmässig	❑ müde

Befinden/Beschwerden

_____
_____
_____
_____

Das Gewichts- und Figurprotokoll

Für die Gewichtskontrolle sollten Sie immer auf dieselbe Waage stehen, die gebräuchlichen Waagen stimmen nicht genau überein. Bei Übergewicht kann es vorkommen, dass die Waage einen kleinen Gewichtsverlust anzeigt, der Umfang aber gleichwohl geringer wird. Um dies festzustellen, verwenden Sie ein Messband aus dem Nähkorb. Messen Sie die Problemzonen immer an derselben Stelle, wie unten auf dem Protokoll angegeben.

Gewicht _____ kg

Messpunkte

Umfang
Bei Übergewicht und Stauungen in den Beinen einmal pro Woche messen.

Taille _____ cm

Unterkante
Beckenknochen _____ cm

Oberschenkel
Beinansatz _____ cm

Oberkante Knie _____ cm

Unterkante Knie _____ cm

Oberkante Knöchel _____ cm

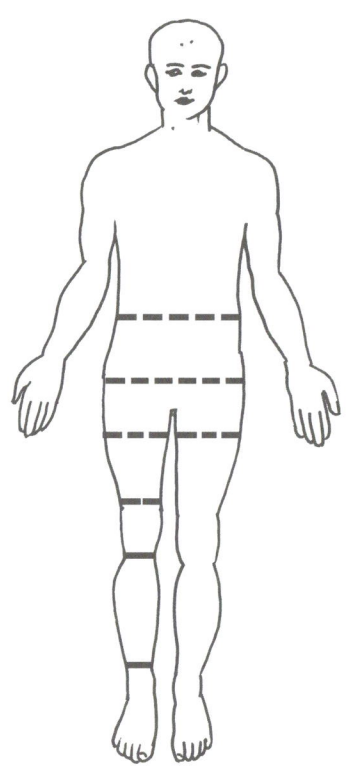

Untergewicht

Die Ursachen für Untergewicht sind sehr unterschiedlich. Neben einer konstitutionellen Veranlagung können hormonelle Störungen, organische Erkrankungen oder psychische Gründe vorliegen. Körperlich bedingtes Untergewicht wirkt sich auch auf die Psyche aus, umgekehrt können psychische Belastungen und Ängste Essstörungen hervorrufen. Was immer die auslösenden Faktoren sind, das Problem kann zumindest teilweise von der Ernährungsseite her angegangen werden. Voraussetzung dafür sind einige Kenntnisse über die Zusammenhänge des Geschehens.

Die Tendenz zu Untergewicht kann familiär oder durch das Naturell bedingt sein. Solange die Figur einigermassen im normalen Rahmen bleibt, werden diese Menschen beneidet, denn sie können essen, so viel sie wollen, ohne zuzunehmen. Sinkt das Gewicht jedoch unter die Normgrenze, wird es problematisch. Untergewichtige sind immer hungrig, sie essen viel und verwerten wenig. Da sie ständig das Bedürfnis nach reichlicher Kalorienzufuhr haben und Gewicht zulegen möchten, konsumieren sie vorwiegend Kohlenhydrate. Ob ein Teller Spaghetti oder ein Stück Kuchen, es muss etwas sein, was vom Organismus schnell in Energie umgesetzt werden kann. Aber die Kohlenhydrate sind wie Tannenholz: Sie brennen lichterloh, doch sie verbrennen sehr schnell. Damit erlischt auch der Energieschub und das Spiel mit dem intensiven, aber kurzen Feuer beginnt von neuem.

Dies ist verhängnisvoll, denn bei Untergewichtigen wandelt der Organismus den Blutzucker nicht in Fett um wie bei Übergewichtigen. Der reichliche Kohlenhydratkonsum veranlasst die Bauchspeicheldrüse zu einer übermässigen Insulinproduktion. Das Insulin baut dann nicht nur die über die Nahrung zugeführten Kohlenhydrate, sondern auch die Blutzuckerreserven ab, wodurch es zu einer Unterzuckerung kommt. Der Körper muss jedoch stets ausreichend mit Zucker versorgt sein, und darum müssen Untergewichtige in kurzen Abständen Nahrung zu sich nehmen. Oft erwachen sie nachts deswegen und können erst wieder einschlafen, wenn sie etwas gegessen oder getrunken haben. Werden über mehrere Stunden, z.B. über Nacht, keine Nährstoffe zugeführt, kann sich dies nachteilig auswirken. Der Organismus ist bekanntlich in der Lage, Proteine (Eiweisse) zu verzuckern.

Wenn die hyperaktive Bauchspeicheldrüse ständig Glukagon ausschüttet, beginnt der Körper das Eiweiss von Muskeln und Bindegewebe in Zucker umzuwandeln und zu verbrennen (Lutz, «Leben ohne Brot», S. 9). Dadurch baut der Organismus seine eigene Substanz ab, er verheizt sozusagen sich selbst. Hierin liegt einer der Gründe, warum schlanke Menschen stärker von Knochenzerfall (Osteoporose) betroffen sind als rundliche.

Einen untergewichtigen Körper zu einer normalen Figur aufzubauen, ist wesentlich schwieriger, als Übergewicht zu reduzieren. Bei langjährigem Kohlenhydratkonsum stellt sich der Organismus auf Kohlenhydratverdauung ein und produziert nur noch wenig eiweissverdauende Enzyme. Um die Insulinproduktion zu drosseln, muss der Anteil Kohlenhydrate im Speiseplan reduziert werden. In der Übergangsphase bekommt der Körper nicht mehr die gewohnten Mengen Kohlenhydrate, ist aber mitunter auch nicht in der Lage, genügend Eiweisse aufzuspalten. Dies kann zu einem weiteren Gewichtsverlust führen, was die Betroffenen verständlicherweise beunruhigt. Die Kostumstellung sollte deswegen zu einer Zeit erfolgen, zu der man nicht allzu sehr unter Stress und Leistungsdruck steht. Bei Untergewicht sind Zwischenmahlzeiten erforderlich, doch diese müssen vorwiegend aus eiweiss- und fetthaltigen Produkten bestehen. Ausserdem muss die Verdauungsleistung verbessert werden; dazu ist die Anwendung der Bauchkompresse geeignet.

Anorexie – Magersucht
Eine verbreitete Ursache für Anorexie ist die Angst vor unerwünschter Gewichtszunahme. Sie veranlasst besonders Frauen zur Einhaltung extrem strenger Diäten. Die

Betroffenen neigen von ihrer Veranlagung her meist zu einer eher molligen Figur und/oder sehen vielleicht in ihrem Umfeld abschreckende Beispiele von Verunstaltung infolge Übergewicht. Das Schreckgespenst der Fettleibigkeit kann zu weit gehender Nahrungsverweigerung und damit zu einer bedenklichen Unterversorgung des Organismus mit Nährstoffen führen. Dies wiederum kann nicht mehr korrigierbare Gesundheitsschädigungen, Unfruchtbarkeit (Kinderlosigkeit) und sogar den Tod zur Folge haben. Diese Risiken bringen Magersüchtige jedoch oft nicht von ihrer asketischen Lebenseinstellung ab, denn ein Leben mit einem durch Fettpolster entstellten Körper erscheint ihnen auch nicht lebenswert.

Das Hauptproblem dieser Art Magersucht liegt in den Fehlinformationen über Ernährung. Wie schon im Kapitel Übergewicht dargelegt, wird in der Diätetik stets vor Fett gewarnt und beim Konsum von Eiern und Fleisch Zurückhaltung empfohlen. Figurbewusste konsumieren deshalb vorwiegend kalorienreduzierte und mit künstlichen Süssstoffen aufbereitete Esswaren und von der Nährmittelindustrie als Mahlzeitenersatz angebotenen Functional Food, Getreide-Riegel, Biskuits usw. Die meisten dieser Produkte enthalten einen hohen Anteil Kohlenhydrate und Faserstoffe. Ballaststoffreiche Nahrungsmittel verursachen jedoch häufig Blähungen. Dadurch erscheint der Bauch trotz überschlanker Statur aufgetrieben, und dies veranlasst die Betroffenen, noch weniger zu essen. Nicht selten wird eine Essstörung erst vor diesem Hintergrund auch zu einem psychischen Problem.

Der Kampf gegen den Hunger erfordert eiserne Disziplin. Wer durchhält, erlebt eine Steigerung des Selbstwertgefühls und mitunter eine Art von Euphorie, aus der sich ein Mensch kaum mehr befreien kann. Der Preis für diese Selbstbestätigung aber ist hoch, denn durch den Eiweissmangel wird das Immunsystem geschwächt. Zudem kann durch kohlenhydratreiche Kost ein saures Milieu entstehen, in dem sich Krankheitserreger wie Bakterien, Viren und Pilze ungehemmt vermehren. Die Folgen können Hautunreinheiten (Akne, Ekzeme), Scheidenpilze, Blasen-, Eileiter- oder Eierstockentzündungen usw. sein. Der Ausweg aus diesem Teufelskreis führt über eine bekömmliche und sättigende Ernährung. Dabei wird der Bauch klein und flach, und die Rundungen bauen sich da auf, wo sie erwünscht sind. Ansätze dazu sind schon innerhalb von 3 – 4 Wochen erkennbar.

Bulimie – Ess-Brech-Sucht
Bulimie entsteht sehr oft durch dieselben Ursachen wie Magersucht: Die Betroffenen wollen unter keinen Umständen dick werden. Der Unterschied gegenüber der Anorexie liegt darin, dass diese Menschen das Hungern nicht durchstehen. Sie nehmen zwar immer wieder einen Anlauf, nach kurzer Zeit aber überwältigt sie der Hunger so sehr, dass Unmengen gefuttert werden. Doch genau das wollten sie ja nicht, und deshalb wird irgendwie Erbrechen herbeigeführt. Danach ist der Körper aber erst recht wieder hungrig, und so beginnt das Drama von vorne. Dieses ständige Versagen ist für die Betroffenen dermassen erniedrigend und beschämend, dass der psychische Stress neurotische Störungen verursacht, und damit gerät das Problem unvermeidlich in den psychogenen Bereich.

Psychisch bedingtes Untergewicht
Psychische Belastungen können sich auf den gesamten Verdauungsbereich auswirken und seine Funktionsabläufe stören. Es verschlägt einem den Appetit, man hat manches zu schlucken oder eine Situation ist zum Kotzen. Etwas liegt quer im Magen, kriecht über die Leber, verursacht Bauchweh oder geht an die Nieren. Man macht vor Angst in die Hosen, ist Kränkungen ausgesetzt oder kränkt sich selber. Solche Irritationen können das Essverhalten, die Verdauungstätigkeit und damit die Verwertung der Nahrung stark beeinträchtigen.

Widrige Lebensumstände lassen sich nicht so leicht aus der Welt schaffen. Eingreifen können wir jedoch jederzeit mit der Ernährungsweise. Wenn man schon nicht so richtig essen mag, ist es doppelt wichtig, dass das Wenige, was an Nahrung aufgenommen wird, bekömmlich ist. Bei einer körpergerechten Ernährung ist die gesundheitliche Verfassung stabiler und die psychische Tragfähigkeit besser. Vielleicht kann eine unerfreuliche Situation durch eine Kostumstellung sogar verbessert oder aus der Welt geschafft werden. Figurprobleme und gesundheitliche Schwierigkeiten wirken sich in vielen Lebensbereichen ungünstig aus, insbesondere beruflich und in der Partnerschaft. Ein vorteilhaftes Aussehen und der bestmögliche Gesundheitszustand sind wichtige Voraussetzungen für Selbstvertrauen und eine zuversichtliche Lebenshaltung.

Untergewicht durch krankhafte Zustände

Die Erkrankungsmöglichkeiten in den Verdauungsorganen sind vielfältig, und es ist hier nicht möglich, auf Einzelheiten einzugehen. Ein Zusammenhang zwischen der Ernährungsweise und Krankheiten im Verdauungsbereich liegt jedoch nahe. Unserer Erfahrung nach wirkt sich eine verdauungsfreundliche Verpflegung bei Reizzuständen und Entzündungen in den Verdauungswegen, bei Magen- und Darmgeschwüren wie auch bei Durchfallerkrankungen (Zöliakie, Morbus Crohn, Colitis ulcerosa) günstig aus. Im Grundlagenbuch zur kohlenhydrat- und säurearmen Ernährung «Ernährung + Verdauung = Gesundheit» wird tiefer auf das Thema eingegangen.

Umstellungsschwierigkeiten bei Untergewicht

Untergewichtige lassen sich in zwei Gruppen einteilen. Die eine bilden diejenigen, die ihrer Veranlagung nach zum Molligwerden neigen. Um dies zu vermeiden, haben sie sich in eine Magersucht oder Ess-Brech-Sucht hineinmanövriert. Meist können die Betroffenen ohne grosse Schwierigkeiten zu einer kalorienreichen, aber kohlenhydratarmen Ernährung übergehen. Sie müssen nur den Mut zum Experiment haben und selber erfahren, dass sie vom Fett nicht fett werden. Allenfalls können die als Entzugssymptome beschriebenen Zustände auftreten, und das Gewicht kann vorübergehend um 1 – 2 kg absinken, wird jedoch bald wieder aufgebaut.

Schwieriger ist die Ernährungsumstellung bei der zweiten Gruppe, bei veranlagungsbedingtem, durch ungeeignete Ernährung oder psychische Probleme verursachtem Untergewicht. Diese Menschen leiden oft sehr unter den Symptomen von Unterzuckerung, und ein weiterer Gewichtsverlust ist trotz eiweiss- und fettreicher Ernährung nicht immer zu verhindern. Dies kann begreiflicherweise Besorgnis auslösen und dazu führen, dass das Ernährungsexperiment abgebrochen wird. In solchen Fällen ist die Teilnahme an einem Kurs mit persönlicher individueller Betreuung zu empfehlen. Mitunter ist die Umstellung unter psychologischer Begleitung sinnvoll.

Untergewichtige müssen kleine Zwischenmahlzeiten in den Speiseplan einbauen, dafür die Hauptmahlzeiten etwas kleiner halten. Bei starkem Untergewicht und Schwächezuständen sind öfters, zumindest vorübergehend, Ernährungskonzessionen angezeigt. Es braucht Zeit, Geduld und die Bereitschaft zum Durchhalten, um eine Verbesserung des Zustandes zu erreichen. Die Anwendung der Bauchkompresse ist bei Untergewicht absolut notwendig.

Persönliche Beratung im Schaub-Institut
Wenn Sie mit der Ernährung oder Ihren Gesundheits- und Gewichtsproblemen nicht allein zurechtkommen, können Sie sich an das Schaub-Institut in Bad Ragaz wenden. Gerne beraten wir Sie persönlich.

Eglisau, den 4. Nov. 2005

Lieber Herr Schaub!

Danke für das Buch mit den berührenden Berichten, sie inspirieren mich, auch noch ein paar Dinge zu meiner Geschichte aufzuschreiben.

Wenn ich damals, als 14Jährige, die Schaubkost schon gekannt hätte, wäre ich wohl kaum in die Bulimie gerasselt! Meine Eltern waren ratlos und der Kommentar meines Vater gipfelte im Vorwurf: "Jede dicke Frau ist mehr wert als du, denn die steht wenigstens dazu!" Dass der Wunsch nach einem schlanken (gesunden!) Körper in Ordnung sei – das hörte ich zum ersten mal von ihrer Mutter – was für eine Erleichterung!

30 Jahre litt ich unter Bulimie, glaubte ich sei willensschwach und verkehrt, fühlte mich schuldig, verheimlichte das Ausmass (3x erbrechen täglich waren die Regel, an freien Tagen bewegte ich mich vom Kühlschrank zum Klo und wieder zurück, hin und her, oft auf allen Vieren. Dazwischen abwaschen, einkaufen, erneut zuschlagen, Spuren vertuschen, bis zum finanziellen und nervlichen Kollaps). Ich war ständig hungrig, behielt nach den Exzessen nur „Gesundes" wie Salat, Obst, Vollkorn und Gemüse bei mir, kein Wunder war mein Bauch trotz verzerrter Wahrnehmung stets unförmig und aufgebläht.

Auch als die Sucht „geheilt" war: von Gesundheit keine Spur. Während zweier Jahren lag ich flach mit kaputtem Immunsystem, fortgeschrittener Osteoporose und entzündeten, geschwollenen Gelenken. Regelmässige Schmerzschübe blieben bis vor kurzem eine ständige Bedrohung.

Das Buch „Fundamente des Gesundbleibens" stand seit den 70er Jahren im Regal meiner Eltern und verstaubte dort leider. Einmal hatte ich kurz hinein geschaut, klappte es aber gleich wieder zu. Da stand etwas von „reichlich Butter" und „keine Orangen", das genügte! Wer will schon an Vitaminmangel und Fettleibigkeit zu Grunde gehen?

Vor fünf Jahren erzählte mein inzwischen betagter Vater von einer Frau im Rollstuhl, die er in einer Mayr-Kur kennen gelernt hat. Kürzlich sei sie ihm in der Stadt begegnet, ohne Rollstuhl, gesund und munter. Ob die Kur so viel geholfen habe? Nein, erst seit sie „schaube" sei sie wieder auf den Beinen…

In meiner Not holte ich besagtes Buch aus dem Gestell, befreite es vom Staub und las es gründlich durch. Ich experimentierte mit Butter und liess die Orangen verschimmeln. Irgendwann wählte ich die angegebene (uralte) Nummer im Anhang. Wer war am Apparat? Milly höchst persönlich! Was für ein Glück, dass ich Ihre Mutter kennen lernen durfte. Sie beriet und ermunterte mich geduldig, zerstreute meine Ängste und Vorurteile, aber erst in ihrem Kurs wurde ich von der Schaubkost restlos überzeugt. Dass es sich apropos Fett und Vitamine so anders verhält, als Land auf Land ab verkündet wird, das war eine Offenbarung.

Lange betrachtete ich meine zweite Krankheit (Morbus Reiter) als Strafe für einen unsoliden Lebenswandel…Bis Sie, lieber Herr Schaub, mir endlich die Zusammenhänge erklärten: Während der Bulimie gab ich die überschüssige Säure immer wieder her. Ohne Erbrechen blieb sie im Körper zurück und zerfrass nach und nach Gewebe und Knochen. Die säurearme Schaubkost unterbrach diesen fatalen Kreislauf. Inzwischen schmecken mir Zitrusfrüchte überhaupt nicht mehr… Für jemanden wie mich, die sich ihr halbes Leben mit Essen abgequält hatte, die sich ständig Sorgen um die schlanke Linie gemacht hatte, ist die Schaubkost ein absoluter Knüller, ein Weg in ein neues, geschenktes Leben! Wenn ich lese und höre, was Bulimikerinnen und Übergewichtigen immer noch empfohlen wird, dann stehen mir die Haare zu Berge! Kalorientabellen, viel frisches (oft saures!) Obst und Säfte, fünf mal Grünzeug täglich und die weltweit grassierende Fetthysterie sind ein zum Himmel schreiender Verrat an der unwissenden, leidenden Menschheit!

Seit mehr als 5 Jahren „schaube" ich nun schon. Es geht mir gut, ich habe praktisch keine Schmerzen mehr, die Knochen werden kräftiger, mein Bauch ist flach, ich bin nie mehr hungrig, jogge und arbeite wieder.
Ein Gottesgeschenk, dass es diese simple Ernährung gibt!

Patientenbericht zu Bulimie (Ess-Brechsucht)

Übrigens: Haben Sie gewusst, dass Eisbären, die mit einem einzigen Prankenhieb meterdickes Eis aufbrechen können, dass diese kräftigen Tiere am liebsten nur die Fettschicht der Robben verzehren?

Einen Punkt möchte ich noch erwähnen. Schon als Kind, und auch in Ihren Kursen hörte ich, dass man richtig kauen soll. Eine Essgestörte wie mich brauchte an diesem Punkt noch etwas mehr Unterstüzung und ein gezieltes, auch zu Hause praktikables Know-How. Die Bissen rutschten mir immer viel zu schnell hinunter, und die beste Kost nützt bekanntlich nichts, wenn man sie verschlingt. Jeder weiss das, aber wer kaut schon richtig und wie stellt man das an? Man ist nie beim Bissen im Mund sondern überall sonst und bereits beim nächsten Bissen auf der Gabel oder auf dem Teller... Diese Unart loszulassen gelang mir erst mit Hilfe des Buches „Kau dich gesund" von Jürgen Schilling. Zum Üben muss es ja nicht getrocknetes Brot sein, wie er empfiehlt. Harter Parmesan oder Siedfleisch tut's auch, ist sogar noch geeigneter fürs richtige Kauen! Entgegen Schillings Behauptung, schmeckt gut durchgekautes Fleisch (natürlich Bio und ohne Zusatzstoffe!) ganz hervorragend. Jetzt, nach etwas Übung, macht mir kauen richtig Spass!

So dankbar bin ich dass ich wieder gut schlafe, ohne Schmerzen aufstehe und mich jeden Morgen auf ein feines Frühstück freue...

Das war's für heute. Ich grüsse Sie herzlich, wünsche Ihnen alles Gute für die kommenden Winter- und Festtage und verbleibe.

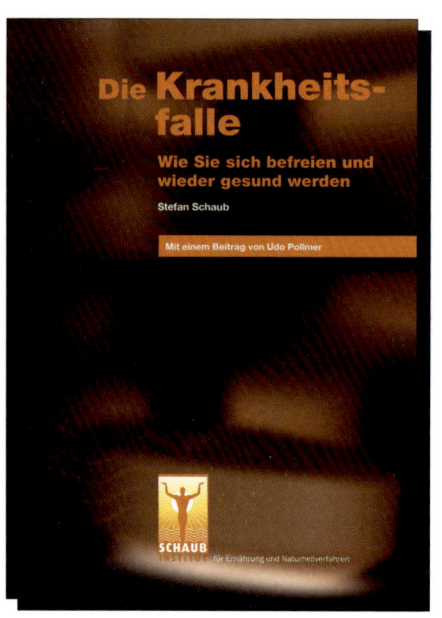

«Die Krankheitsfalle»
Wie Sie sich befreien und wieder gesund werden

Das Grundlagenbuch zur kohlenhydrat- und säurearmen Ernährung nach Schaub
Autor: Stefan Schaub, kant. geprüfter Naturheilpraktiker/Leiter Schaub Institut
Mit einem Beitrag von Udo Pollmer, Lebensmittelchemiker

ISBN 978-3907547-12-0

184 Seiten mit Farbgrafiken zum Preis von CHF 42.– zzgl. Versand, auch in der EU erhältlich

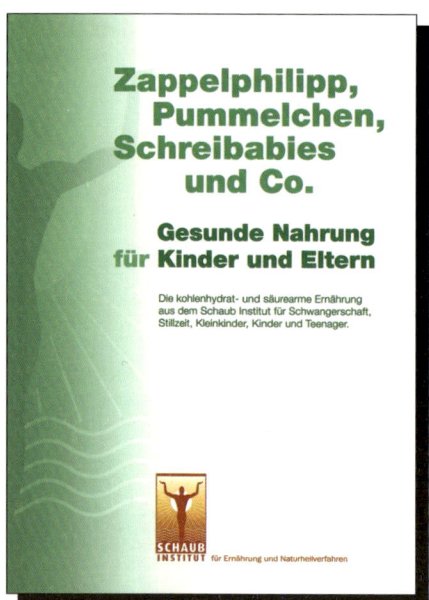

«Gesunde Nahrung für Kinder und Eltern»
Das Heilmittel für Zappelphilippe, Pummelchen, Schreibabies & Co.

Die kohlenhydrat- und säurearme Ernährung für Schwangerschaft, Stillzeit, Kleinkinder, Kinder und Teenager
Autoren: Stefan Schaub, kant. geprüfter Naturheilpraktiker/Leiter Schaub Institut
Brigitte Büsser, kant. geprüfte Naturheilpraktikerin
Sonja Scheuss, Hauswirtschafts- und Kochlehrerin

ISBN 978-3-907547-11-3

180 Seiten mit Farbgrafiken zum Preis von CHF 39.– zzgl. Versand, auch in der EU erhältlich

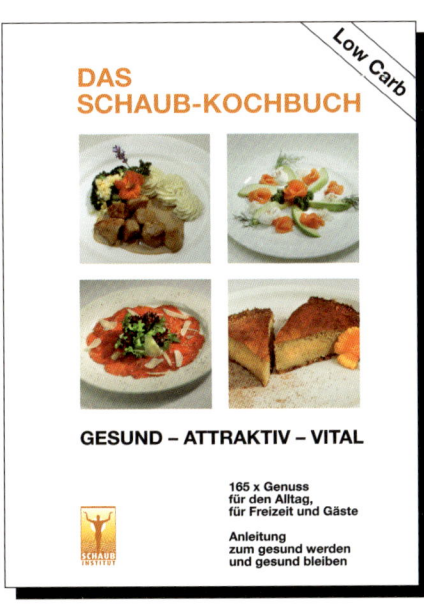

«Das Schaub-Kochbuch»
Das Grundlagenbuch für den täglichen Gebrauch

Gesund – Attraktiv – Vital: mit 165 Rezepten auf Basis der kohlenhydrat- und säurearmen Ernährung
Autorin: Milly Schaub, staatl. geprüfte Physiotherapeutin

ISBN 978-3907547-02-1

176 Seiten Farbdruck Hochglanz Ringbindung zum Preis von CHF 49.– zzgl. Versand, auch in der EU erhältlich

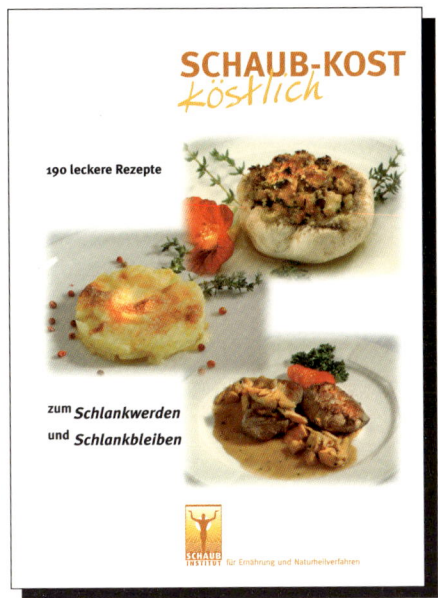

«Schaub-Kost köstlich»
190 leckere Rezepte zum Schlankwerden und Schlankbleiben

Für Kochfreunde und Gourmets: 190 leckere Rezepte zum Schlankwerden und Gesundbleiben auf Basis der kohlenhydrat- und säurearmen Ernährung aus dem Schaub Institut
Autorin: Sonja Scheuss, Hauswirtschafts- und Kochlehrerin

ISBN 978-3-907547-10-6

144 Seiten Farbdruck Hochglanz Ringbindung zum Preis von CHF 49.– zzgl. Versand, auch in der EU erhältlich

Drei Produkte zur Unterstützung bei der Kostumstellung

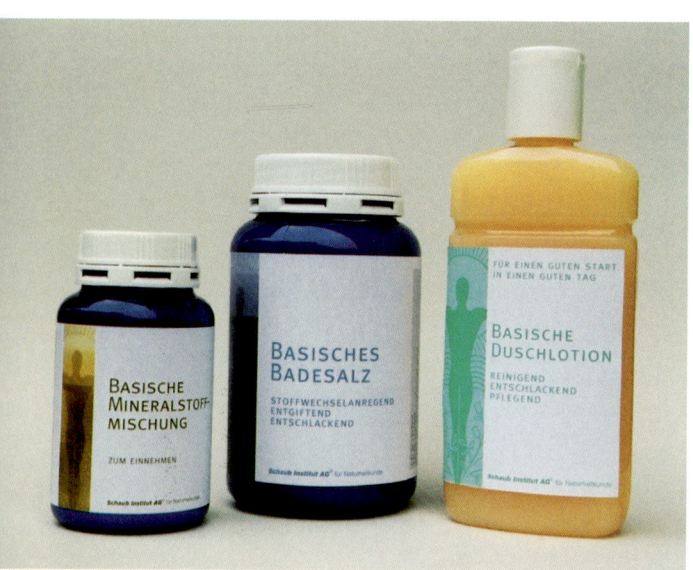

In den ersten paar Wochen der Kostumstellung kann es sinnvoll sein, Ihren Organismus bei der Entsäuerung zu unterstützen. Aus diesem Grund haben wir vom Schaub-Institut Produkte entwickelt, die Sie aktiv dabei unterstützen.

Basische Mineralstoff-Mischung zum Einnehmen
Nahrungsergänzung mit wichtigen Mineralstoffen. Eine harmonisch zusammengestellte Basenmischung mit Natrium-Bikarbonat, Kalium, Kalzium und Magnesium. Zur positiven Beeinflussung des Säure-Basen-Haushaltes. Mehr Lebensqualität durch genügend Mineralstoffe. Damit unterstützen Sie die Basenzufuhr aktiv.

Menge: 250 g

Preis: CHF 29.80

Produkte

Basisches Badesalz
Stoffwechselanregend, entgiftend, entschlackend

Basischer Badezusatz zur effizienten Beeinflussung des Säure-Basen-Haushaltes. Hilft, Ihren Körper aktiv über die Haut zu entsäuern. Wohltuend und entspannend. Gönnen Sie sich diese Erholung für Körper, Bindegewebe und Geist.

Menge: 700 g

Preis: CHF 26.80

Basische Duschlotion
Für einen guten Start in einen guten Tag

Eine Spezialentwicklung aus dem Schaub-Institut. Diese in ihrer Machart und Anwendung einzigartige Duschlotion reinigt, entschlackt und pflegt aktiv.

Zur effizienten Beeinflussung des Säure-Basen-Haushaltes. Hilft dem Körper, sich über die Haut zu reinigen. Mehr Vitalität, Lebensfreude und Elan dank einer guten Körperentgiftung. Mit harmonischem Melisseduft und hautpflegenden Substanzen.

Menge: 250 ml

Preis CHF 19.80

Vorträge, Kurse, Seminare und Ferienaufenthalte

Seit 1943 stellt das Schaub-Institut sein Wissen in den Dienst von Gesundheit und Wohlbefinden. Aufgrund der langen Erfahrung kann es ein ausgereiftes und bewährtes Gesundheitskonzept anbieten. In den Kursen und Kuren vermitteln wir Ihnen fundierte Kenntnisse, die Ihnen in Ihrem Bestreben nach Wohlbefinden und gutem Aussehen täglich helfen. Das Schaub-Institut führt in der Schweiz und in Deutschland Veranstaltungen zu Ernährungs- und Gesundheitsthemen durch. Verlangen Sie das Programm im Institut.

Durch die Verbindung unserer Ernährungslehre mit der Naturheilkunde dürfen wir immer wieder erstaunliche Ergebnisse noch während unserer Kurse und Kuren erleben. Profitieren auch Sie von diesem ganzheitlichen Konzept für Gesundheit, Erholung und Wohlbefinden.

Ein- und Zweiwochen-Kurse, Wochenend-Seminare für alle, die
- gesund bleiben,
- gesund werden,
- ihr Aussehen verbessern,
- sich entspannen und erholen,
- ihre Kondition und Beweglichkeit steigern,
- Abnützungserscheinungen verhüten und aufhalten,
- Figur und Gewicht korrigieren wollen.

Was Sie erwartet:
- eine besondere Ernährungsform
- Diavorträge, Videofilme
- interessante Referate und Workshops
- Diskussions- und Fragestunden
- Spaziergänge, Wanderungen, Ausflüge

Vorträge, Kurse, Seminare und Ferienaufenthalte

Das Schaub Institut in Bad Ragaz

Das Schaub Institut ist das grösste Zentrum für Naturheilverfahren in Bad Ragaz. Wir sind ein spezialisiertes Team von Naturheilpraktiker/innen und verfügen über ein breites Angebot an Therapie- und Diagnosemöglichkeiten. Das Schaub Institut ist überdies die einzige Naturheilpraxis in der Schweiz mit eigenem Thermalwasser. Gerne beraten wir Sie über die Möglichkeiten eines Aufenthaltes und senden Ihnen Informationen zu.

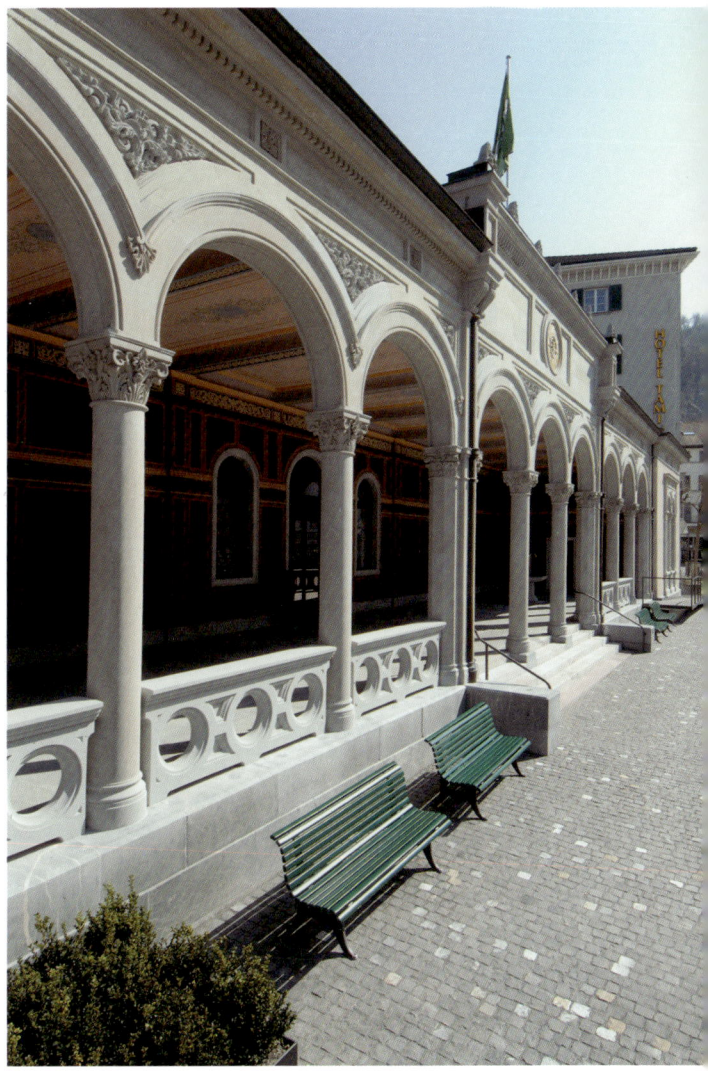

Berufliche Ausbildung und Tätigkeit der Verfasser

Stefan Schaub, geb. 1965
Seit 1990 Praxistätigkeit im Schaub-Institut

Ausbildung
- Deutsche Paracelsus-Schulen für Naturheilverfahren
- Ausbildung in Akupunkt-Massage nach Penzel
- NVS-Schule für Naturärzte (Naturärzte-Vereinigung der Schweiz)
- Kantonale Approbation zum Naturheilpraktiker

Tätigkeiten
- Ehem. fachlicher Leiter für Anatomie und Dozent für Naturheilkunde an der NVS-Schule AG für Naturärzte, Naturärzte-Vereinigung der Schweiz, Herisau
- Ehem. Lehrbeauftragter für Anatomie am Institut für Kinesiologie, Zürich
- Ehem. Lehrbeauftragter für Anatomie am Forum für Traditionelle Chinesische Medizin, Aarau
- Ehem. Lehrbeauftragter für Anatomie, Pathologie und Hygiene an der Bio-Medica, Fachschule für Manuelle Therapien und TCM, Zürich
- Lehrbeauftragter für Humoralpathologie an der Paramed, Zentrum für Komplementärmedizin, Baar
- Ehem. Lehrbeauftragter für Aschner-Methoden, Zentralverband der Masseure und naturmedizinischen Therapeuten, Hölstein
- Ehem. Lehrbeauftragter für Ausleitverfahren an der Schule für klassische Naturheilkunde, Zürich
- Ausbildungs-Assistent bei Lehrgängen für Akupunkt-Massage nach Penzel
- Ehem. Schulleiter und Dozent an der Fachschule für NaturheilpraktikerInnen FNH AG
- Ehem. Fachleiter Naturheilkunde, Zentrum Bodyfeet, Fachschule für Naturheilkunde und Manuelle Therapie
- Fakultätsleiter an der Paramed, Höhere Fachschule für Naturheilkunde, Baar

Nebenberufliche Tätigkeiten
- Experte bei den kantonalen Heilpraktikerprüfungen, St. Gallen
- Delegierter des Schweizerischen Verbands der approbierten Naturheilpraktikerinnen und Naturärzte (SVANAH) am BBT (Bundesamt für Berufsbildung und Technologie)
- Fachrat für traditionelle westliche Naturheilkunde bei der SK-HHT (Schweizerische Konferenz für Heilpraktiker-, Homöopathie- und TCM-Verbände)
- Leiter des biomedizinischen Forschungsprojektes «Dermatophagos» der FNH AG in Bad Ragaz

Sonja Scheuss, geb. 1972

Ausbildung
- Handarbeits- und Hauswirtschaftslehrerin
- Therapeutenseminar am Institut Schaub

Tätigkeiten
- Pflegehelferin in Alters- und Pflegeheimen
- Seit 10 Jahren Handarbeits- und Hauswirtschaftslehrerin
- Asiatische Energiemassage
- Fachfrau für Diätküche nach Schaub

Milly Schaub, 1926–2004

Ausbildung
- Hausmutterschule Möschberg; Ernährungslehre nach Bircher-Benner
- Staatl. dipl. Physiotherapeutin
- Vegetative Atemtherapie, Prof. Dr. med. Volkmar Glaser, Freudenstadt, Deutschland
- Atemlösungsschule, Alice Schaarschuch und Hedy Haase, Krankengymnastinnen, Deutschland
- Atem-, Stimm- und Sprechbildung, Prof. Dr. Horst Coblenzer, Wien
- Praktische Mitarbeit bei Darmregenerations- und Fastenkuren nach Dr. med. F. X. Mayr

Tätigkeiten
- Kuranstalt Acquarossa, Fango- und Thermalbad
- Kuranstalt Schloss Steinegg (Schweiz. Verein für Volksgesundheit)
- 30 Jahre im eigenen Betrieb: Institut für physikalische Therapie; während 10 Jahren auch im angeschlossenen Heim für Chronischkranke
- 20 Jahre Leitung von Diätkuren mit Gesundheitsgymnastik und Atemschule in Kur-Hotels